SCIATIQUE

ENTRAÎNEMENTS DE SOULAGEMENT

Pour Les Débutants Et Les Seniors

Exercices Efficaces Pour Soulager La Douleur Chronique Et Retrouver L'indépendance

---

DR. THOMPSON CLARK

Clause De Non-Responsabilité

La conception de ce livre est centrée sur votre santé et votre bien-être. Les exercices, conseils et suggestions sont destinés à vous aider sur votre chemin vers une meilleure mobilité et un meilleur soulagement. Gardez toutefois à l'esprit que chaque personne a un corps unique, donc ce qui convient à l'un peut ne pas convenir à l'autre.

Avant de commencer tout nouveau programme de remise en forme, je vous conseille d'en parler à votre médecin, en particulier si vous avez des problèmes ou des préoccupations médicales sous-jacentes. Allez-y doucement et faites attention à votre corps pendant que vous avancez, car votre sécurité passe avant tout.

Ce livre ne remplace pas un avis médical, un diagnostic ou un traitement expert ; il vise plutôt à vous responsabiliser et à vous inspirer avec des stratégies de gestion de la sciatique. Veuillez contacter un professionnel de la santé agréé si vous avez des questions ou des inquiétudes concernant votre santé.

J'espère que ce livre vous donnera l'inspiration, le dynamisme et les actions réalisables dont vous avez besoin pour vivre une vie plus agréable et plus active.

Témoignages De Lecteurs...

Voici de brefs témoignages de lecteurs qui ont trouvé du soulagement et retrouvé leur mobilité avec *« Sciatique Entraînements de soulagement Pour Les Débutants Et Les Seniors »*

Linda P., Denver

Après des années à souffrir de douleurs sciatiques continues, j'avais presque renoncé à trouver un traitement non chirurgical. J'ai découvert ce livre par hasard et il a changé ma vie. Les exercices étaient simples et j'ai pu les réaliser à loisir. En quelques semaines, j'ai observé une baisse considérable des niveaux d'inconfort. Je peux désormais participer à des choses que je croyais impossibles à réaliser. Merci.

Samuel T., Leeds

J'étais hésitant au début parce que j'avais essayé de nombreux entraînements et thérapies différents pour ma sciatique, mais ce livre m'a vraiment aidé. La disposition des activités les rendait simples à suivre, surtout pour ceux qui ont peu d'expertise. Les entraînements individualisés m'ont aidé à retrouver force et flexibilité, et je peux désormais bouger sans craindre d'avoir mal. Ce livre m'a vraiment redonné confiance.

Je souffrais de sciatique de temps en temps depuis des années, et cela n'a fait qu'empirer avec l'âge. Après avoir essayé les exercices de ce livre, j'ai observé une amélioration lente mais significative. Les observations et les conseils doux de l'auteur m'ont permis d'établir facilement un régime régulier. Je peux désormais marcher sur de plus longues distances et mieux dormir sans avoir à me déplacer continuellement pour atteindre une posture confortable.

Chacun de ces lecteurs a obtenu un soulagement à long terme grâce à la méthode systématique du livre, et leurs récits démontrent à quel point ce programme peut être efficace pour toute personne souffrant de sciatique.

TABLE DES MATIÈRES

À PROPOS DE L'AUTEUR

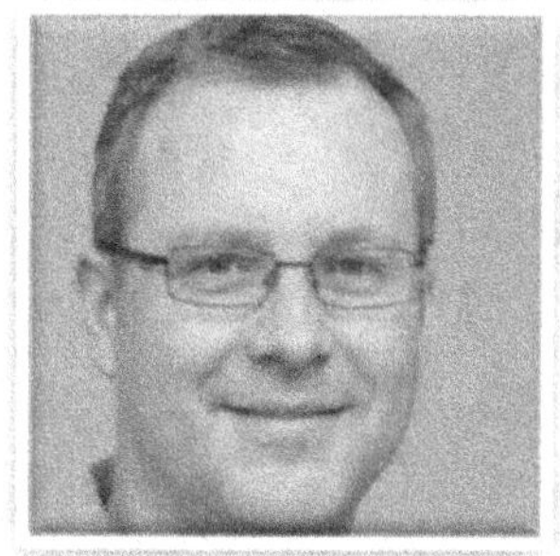

Dr. Thompson Clark est un physiothérapeute chevronné et un spécialiste des soins gériatriques avec plus de 30 ans d'expérience dans l'amélioration de la vie des personnes âgées. Le Dr. Clark, spécialiste de la mobilité, de la flexibilité et du traitement de la douleur, s'est imposé comme une figure respectée dans le domaine de la santé des personnes âgées, plaidant en faveur d'approches non invasives qui aident les personnes âgées à préserver leur liberté. Son désir d'aider les aînés à rester actifs et en bonne santé l'a amené à créer des routines d'étirements simples et adaptées à leurs besoins spécifiques.

La scolarité du Dr. Clark comprend un *Doctorat en physiothérapie (DPT)* avec un accent sur les soins gériatriques. Au début de son travail, il a remarqué un vide dans les soins de santé aux personnes âgées : l'exercice et la mobilité étaient souvent négligés au profit des médicaments ou de la chirurgie. En réponse, il a développé des programmes individualisés pour gérer la douleur chronique, la flexibilité et la posture, permettant aux individus de tous âges de vivre une vie satisfaisante et sans douleur. Sa méthode met l'accent sur l'importance d'exercices simples et efficaces que chacun peut entreprendre, quel que soit son niveau de forme physique.

En tant qu'auteur, le Dr. Clark a beaucoup écrit sur la santé et le bien-être des personnes âgées, simplifiant ainsi des concepts médicaux complexes pour ses lecteurs. Ses livres et articles mettent en évidence les bienfaits des étirements et du mouvement pour les personnes âgées, fournissant des recommandations pratiques que les personnes âgées peuvent adopter dans leur routine quotidienne. Ses écrits ont un public dévoué en raison de sa capacité à expliquer des informations sur la santé sans compromettre la profondeur ou l'exactitude.

En plus de sa pratique professionnelle et de ses écrits, le Dr. Clark est un éminent défenseur du bien-être mental et émotionnel des personnes âgées. Il intègre des techniques de pleine conscience et de relaxation dans ses séances d'étirement, qui aident les personnes âgées à gérer le stress et l'anxiété tout en améliorant leur santé physique. Son approche holistique met l'accent sur le lien entre l'esprit et le corps, encourageant les aînés à veiller aux deux aspects de leur bien-être.

Le Dr. Clark est actif dans sa communauté, offrant des ateliers gratuits et des initiatives de bien-être aux personnes âgées, en particulier dans les régions pauvres. Son dévouement à garder les personnes âgées actives et en bonne santé s'étend au-delà de sa carrière professionnelle, alors qu'il continue de former les travailleurs de la santé et de promouvoir des programmes de bien-être qui permettent aux personnes âgées de vivre leur meilleure vie.

INTRODUCTION

Je me souviens de ma première rencontre avec Clara Montgomery. Elle n'était pas une de mes patientes habituelles, mais plutôt une visiteuse inattendue du café local de Wichita, au Kansas. Elle entra en boitant un peu, son regard parcourant la pièce comme si le monde entier reposait sur ses épaules. J'ai remarqué la douleur sur son visage, qui me semblait à la fois familière en tant que praticien de la santé et qui lui était particulièrement personnelle.

Clara avait tout juste la cinquantaine, mais il était évident qu'elle souffrait de sciatique. Elle s'assit, commanda un cappuccino et grimaça légèrement, corrigeant sa position avant de soupirer doucement. Je pouvais voir l'inconfort que semblait provoquer le moindre mouvement. C'était un sentiment que j'avais déjà ressenti auparavant, mais quelque chose dans l'énergie de Clara m'a fait croire que cette histoire serait unique.

Au cours des trois jours suivants, j'ai de nouveau croisé Clara. Cette fois, j'ai choisi de me présenter. J'ai souri chaleureusement et lui ai proposé de la rejoindre pour prendre un café. Elle a accepté et nous avons immédiatement commencé à parler. Clara n'a pas mis longtemps à me raconter son histoire.

"Je souffre de sciatique depuis des années" remarqua-t-elle doucement, ses doigts entourant le rebord de sa tasse de café. *"Cela a commencé au début de la quarantaine, mais cela s'est progressivement aggravé. Certains jours, je ne peux pas marcher sans avoir l'impression que ma jambe va lâcher. Le médecin m'a indiqué que j'avais besoin d'une intervention chirurgicale, mais je ne suis pas sûr de pouvoir continuer. Donc, pour la plupart, je vis avec. Certains jours sont meilleurs que d'autres, mais il est toujours là, caché et me rappelant tout ce que je ne peux pas accomplir.*

Ses paroles ont frappé. J'avais déjà entendu des histoires similaires, des histoires de douleurs chroniques qui entravent la vie de tant de gens, en particulier de ceux qui souffraient de sciatique depuis des années. Clara a essayé diverses solutions, mais rien ne semblait tenir. Les pilules lui ont apporté un soulagement momentané, mais rien ne s'est attaqué à la source sous-jacente de sa souffrance. L'opération chirurgicale se profilait au loin comme un nuage sombre, une option à laquelle elle n'était pas encore prête à faire face.

"J'ai essayé plusieurs choses", a-t-elle expliqué, "mais rien n'a vraiment fonctionné pour moi. Je sais que je devrais bouger et m'étirer, mais cela peut parfois sembler accablant. "Je ne sais pas par où commencer."

Au son des tasses de café qui tintaient et au bourdonnement sourd du café, j'ai réalisé que Clara cherchait plus que de simples conseils. Elle avait besoin de sortir du cycle de la misère et de la frustration. Elle avait besoin d'un guide, quelqu'un qui puisse lui montrer comment surmonter l'angoisse et retrouver son indépendance.

C'est à ce moment-là que je lui ai parlé du livre *« Sciatique Entraînements de soulagement Pour Les Débutants Et Les Seniors »* J'avais travaillé dessus. J'avais travaillé sur un programme d'exercices légers et efficaces qui, selon moi, profitaient à de nombreuses personnes, dont Clara. Ces mouvements n'étaient pas destinés à éliminer l'inconfort, mais plutôt à rétablir l'équilibre naturel du corps et à soulager la tension sur le nerf sciatique. Ils se sont concentrés sur *FLEXIBILITÉ, FORCE ET POSTURE,* trois facteurs importants qui pourraient atténuer sa douleur et l'aider à reprendre le contrôle de son corps.

Clara était fascinée, mais sceptique. Elle avait essayé d'innombrables choses auparavant, et cela semblait presque trop simple pour être vrai. Mais je l'ai informée, et je vous le garantis maintenant, que le voyage qu'elle s'apprêtait à entreprendre ne concernait pas des changements radicaux du jour au lendemain, mais plutôt des mesures progressives et réalisables qui mèneraient à des résultats à long terme. Je lui ai dit combien de personnes, comme elle, avaient trouvé un soulagement et une guérison grâce à des exercices similaires.

*Prendre **Tommy** Par exemple. Tommy, un chauffeur de camion dévoué de la ville voisine d'El Dorado, souffre de sciatique depuis* *près de dix ans. Il était dans la soixantaine et avait tout essayé, y compris des injections de cortisone, de la physiothérapie et un bref effort d'acupuncture. Rien ne lui apportait un soulagement durable. Tommy a remarqué une différence après seulement quelques semaines d'intégration de certaines séances d'entraînement du programme. Il a pu se lever du lit sans grimacer de douleur et il a recommencé à marcher sans utiliser de canne. Ce n'était pas un miracle ; c'était une combinaison de constance, de patience et d'un peu de dévouement au changement.*

J'ai raconté l'histoire de Clara Tommy et j'ai vu de l'espoir dans ses yeux. Il ne s'agissait pas de l'espoir d'une réparation rapide, mais plutôt de l'espoir de savoir qu'il existe une voie à suivre. Elle n'a pas eu à vivre indéfiniment dans la douleur et n'a pas eu besoin d'une intervention chirurgicale pour reprendre le contrôle de sa santé.

Clara a commencé son aventure. Chaque jour, elle incluait des étirements, des exercices de force légers et des routines d'équilibre dans son entraînement. Au début, c'était un défi. Elle était parfois frustrée, mais elle a persévéré. Elle a progressivement remarqué de petits changements, comme moins de douleur en position assise et moins de raideur en position debout. Les exercices, qu'elle avait jugés trop simples pour faire une différence, étaient sa bouée de sauvetage.

Clara a rapidement remarqué des améliorations dans d'autres domaines de sa vie. Elle a repris confiance en elle, a commencé à parcourir de plus grandes distances et s'est retrouvée à se déplacer plus confortablement. Les changements n'étaient pas spectaculaires, mais ils étaient réels et se renforçaient mutuellement. Ce qui a commencé comme un simple pas vers le soulagement s'est transformé en un nouveau mode de vie.

Ce livre est le guide que j'aurais aimé donner à Clara dès le début. Il s'agit d'une compilation d'exercices et de tactiques éprouvés qui peuvent vous aider à vous libérer du cycle de la douleur chronique et à reprendre le contrôle de votre vie. Ces exercices sont faits pour vous, que vous souffriez de sciatique depuis des années ou que vous commenciez tout juste à remarquer des symptômes. Ils sont simples, efficaces et, surtout, visent à être bénéfiques pour votre santé à long terme.

Comme Clara, vous pouvez retrouver votre indépendance, minimiser votre douleur et vous sentir plus en sécurité dans votre corps. Le voyage n'est peut-être pas toujours simple, mais avec de la persévérance, de la patience et une approche appropriée, vous commencerez à voir des résultats. Ce livre vous aidera à vous lever du lit sans grimacer, à marcher sans gêne et à profiter de la vie sans douleur chronique.

Je vous invite donc à faire le premier pas, comme Clara l'a fait. Ce ne sera pas le voyage le plus facile que vous ayez jamais entrepris, mais ce sera l'un des plus enrichissants. Embarquons ensemble sur ce chemin, vous méritez de vivre sans l'ombre continuelle de la misère qui pèse sur vous.

CHAPITRE 1 : COMPRENDRE LA SCIATIQUE ET LES CAUSES

Qu'est-ce Que La Sciatique ? Un Résumé Des Symptômes Et Des Schémas De Douleur

La sciatique est une expression utilisée pour décrire la douleur qui se propage le long du nerf sciatique, le nerf le plus long et le plus large du corps. Ce nerf prend naissance dans le bas de la colonne vertébrale, descend le long des hanches et des fesses, puis descend dans chaque jambe, se ramifiant en nerfs plus petits qui atteignent les orteils. La douleur sciatique est normalement limitée à un côté du corps et est causée par une compression, une irritation ou une inflammation du nerf sciatique. Comprendre la sciatique nécessite de connaître ses symptômes, ses schémas de douleur, ses causes sous-jacentes et la manière dont le corps réagit à ce type de douleur nerveuse.

Quelles sont les causes de la sciatique ?

La sciatique est le signe de quelque chose qui comprime ou aggrave le nerf sciatique, et non une maladie en soi. La sciatique peut être causée par divers facteurs, le plus souvent des anomalies structurelles ou dégénératives de la colonne vertébrale ou des tissus environnants. Chaque raison produit un ensemble unique de schémas de douleur et de conséquences, en fonction de l'emplacement et de l'intensité de la compression nerveuse. *Voici un aperçu plus détaillé des causes fondamentales de la sciatique.*

1. Hernie discale ou glissade

La sciatique est généralement causée par une hernie discale, également appelée disque glissé ou éclaté. Les disques de la colonne vertébrale fonctionnent comme des coussins entre les vertèbres, permettant un mouvement fluide et absorbant les chocs. Ces disques comportent un noyau (noyau) mou et semblable à un gel et une couche externe plus dure (anneau).

La hernie discale se produit lorsque l'anneau se déchire ou s'affaiblit, permettant au noyau mou de se gonfler ou de suinter et d'empiéter sur les nerfs adjacents. Une hernie discale dans le bas du dos (colonne lombaire), là où se trouvent les racines du nerf sciatique, peut comprimer directement le nerf, provoquant une irradiation de la douleur vers la jambe.

La hernie discale est souvent causée par une usure progressive ou une dégénérescence discale. À mesure que nous vieillissons, les disques perdent leur teneur en eau, deviennent moins flexibles et sont plus susceptibles de se déchirer sous la pression ou la contrainte. Chez les personnes plus jeunes, la hernie peut survenir à la suite de blessures aiguës causées par le port incorrect d'objets volumineux, de blessures sportives ou même de mouvements gênants.

2. Sténose vertébrale

La sténose vertébrale est un rétrécissement des interstices de la colonne vertébrale qui peut provoquer une pression sur la moelle épinière et les racines nerveuses, en particulier sur le nerf sciatique. Elle touche principalement les personnes âgées, car le vieillissement peut entraîner une transformation et un déplacement des structures vertébrales.

La sténose rachidienne lombaire, qui provoque un rétrécissement du bas du dos, est la cause la plus fréquente de sciatique. La sténose de la colonne cervicale, qui touche le cou, ne provoque généralement pas de symptômes de sciatique. À mesure que les gens vieillissent, l'arthrite, les ligaments plus épais et les éperons osseux (excroissances osseuses anormales) peuvent provoquer une sténose vertébrale.

Ces modifications peuvent restreindre le canal rachidien ou les foramens (ouvertures par lesquelles les nerfs s'échappent), comprimant les racines du nerf sciatique. Les symptômes de la sténose vertébrale comprennent un engourdissement, des picotements et une faiblesse, qui peuvent augmenter avec le temps. Dans les cas graves, cela peut entraîner des difficultés d'équilibre et de mouvement.

3. Syndrome du pyramidal

Le syndrome du piriforme se développe lorsque le muscle piriforme, un petit muscle situé profondément dans les fesses, présente des spasmes ou se contracte, en appuyant sur le nerf sciatique. Le nerf sciatique est assez proche du muscle piriforme et, dans de rares cas, il le traverse même. Si le piriforme devient enflammé ou tendu, il peut irriter ou comprimer le nerf sciatique, entraînant un inconfort semblable à une sciatique.

Le syndrome du piriforme peut être causé par une position assise prolongée, des exercices répétitifs du bas du corps (comme le jogging ou le vélo) ou des blessures causées par des chutes. Une mauvaise posture et des programmes d'étirement ou d'échauffement inappropriés peuvent potentiellement mettre à rude épreuve le muscle piriforme.

Contrairement à la sciatique classique, qui débute au niveau lombaire du dos, le syndrome du piriforme provoque généralement une gêne fessière pouvant descendre jusqu'à la jambe. On l'appelle parfois « pseudo-sciatique » car elle implique un inconfort musculaire plutôt qu'une compression nerveuse directe.

4. Discopathie dégénérative

La discopathie dégénérative est une affection dans laquelle les disques intervertébraux se dégradent progressivement, perdant leur fonction d'amortissement et provoquant une instabilité vertébrale. Bien qu'il s'agisse d'un élément typique du processus de vieillissement, une dégradation excessive peut entraîner des symptômes.

À mesure qu'un disque perd de sa hauteur et de sa forme, l'espace entre les vertèbres se rétrécit. Cette perte de hauteur peut augmenter la pression sur les nerfs environnants, notamment le nerf sciatique, provoquant des symptômes de sciatique. Lorsque le corps tente de stabiliser la colonne vertébrale, des éperons osseux peuvent se former autour du disque dégénératif. Ces éperons peuvent restreindre le canal rachidien et écraser les racines nerveuses.

Les facteurs de risque courants de discopathie dégénérative comprennent l'âge, l'hérédité, les blessures antérieures et les efforts répétitifs. Ce problème est plus fréquent chez les personnes de plus de 50 ans et peut entraîner des douleurs chroniques dans le bas du dos et une sciatique.

5. Blessure ou traumatisme

Les blessures physiques au bas du dos, aux hanches ou aux jambes peuvent entraîner une sciatique en créant des anomalies structurelles ou une inflammation qui irritent le nerf. Les impacts soudains dus à des chutes, des accidents de voiture ou des blessures sportives peuvent luxer les vertèbres ou provoquer un œdème des tissus mous, comprimant le nerf sciatique.

Soulever des objets lourds de manière incorrecte ou répétée au fil du temps peut fatiguer le bas du dos, entraînant des hernies discales ou d'autres désalignements de la colonne vertébrale pouvant avoir un impact sur le nerf sciatique. Des tensions musculaires sévères ou des spasmes dans le bas du dos ou dans les fesses peuvent provoquer une compression ou une irritation du nerf sciatique. Bien que moins fréquentes, les lésions des tissus mous peuvent parfois provoquer des douleurs sciatiques.

6. Éperons osseux et arthrose

L'arthrose, une maladie dégénérative des articulations, peut provoquer des éperons osseux, qui sont des excroissances osseuses situées le long des bords des os. Ces excroissances peuvent exercer une pression sur le nerf sciatique, provoquant douleur et inconfort. Comme l'arthrose entraîne une détérioration du cartilage des articulations, les os peuvent frotter les uns contre les autres. Le corps compense par la croissance d'éperons osseux, qui peuvent restreindre l'espace dans le canal rachidien et les foramens, comprimant les nerfs.

Les éperons osseux de la colonne lombaire peuvent comprimer directement les racines du nerf sciatique, provoquant une propagation de l'inconfort le long de la jambe. Les symptômes peuvent également inclure une raideur, un engourdissement et une mobilité réduite. Le vieillissement, l'obésité, la susceptibilité génétique et les accidents antérieurs augmentent tous le risque de développer une arthrose et des éperons osseux, pouvant conduire à une sciatique.

7. Spondylolisthésis

Le spondylolisthésis se produit lorsqu'une vertèbre avance par-dessus la vertèbre située en dessous. Ce glissement peut comprimer le nerf sciatique, entraînant une sciatique. Ce trouble peut être congénital (existant à la naissance) ou se développer plus tard à la suite d'une dégénérescence liée à l'âge, d'un traumatisme ou d'un effort répétitif. Elle est plus fréquente dans la partie inférieure de la colonne vertébrale (zone lombaire), ce qui augmente le risque de compression du nerf sciatique.

Les symptômes du spondylolisthésis comprennent une gêne dans le bas du dos, des douleurs dans les jambes, une raideur musculaire et une faiblesse des jambes. Les symptômes de la sciatique s'aggravent généralement après une activité physique prolongée, comme marcher ou rester debout.

Les personnes ayant des antécédents de blessures à la colonne vertébrale, les athlètes qui subissent des tensions vertébrales répétitives (par exemple, les gymnastes, les haltérophiles) et les personnes âgées présentant des modifications dégénératives de la colonne vertébrale courent également un risque plus élevé.

8. Tumeurs ou infections

Bien que rares, les tumeurs et infections de la colonne vertébrale peuvent provoquer une sciatique en exerçant une pression sur le nerf sciatique ou sur sa racine. Les tumeurs de la colonne vertébrale peuvent comprimer le nerf sciatique, provoquant des douleurs et d'autres symptômes neurologiques. Le risque est assez faible, mais une tumeur doit être explorée si une sciatique survient de manière inattendue sans explication mécanique claire.

Les infections de la colonne vertébrale ou des tissus environnants peuvent produire une inflammation et un œdème, potentiellement irritants pour le nerf sciatique. Les abcès rachidiens et l'ostéomyélite (infection osseuse) sont rares, mais ils peuvent provoquer des douleurs sciatiques.

Lorsque la sciatique est causée par des tumeurs ou des infections, la douleur peut être accompagnée de symptômes supplémentaires, notamment de la fièvre, une perte de poids inexpliquée ou des sueurs nocturnes. Une intervention médicale rapide est nécessaire pour exclure ces conditions dangereuses.

9. Grossesse

La grossesse peut provoquer une sciatique transitoire en raison d'une augmentation de poids, d'une modification de la posture et de changements dans le centre de gravité. À mesure que le bébé grandit, le poids supplémentaire et la tension exercée sur le bas du dos et le bassin peuvent comprimer le nerf sciatique. De plus, les changements hormonaux pendant la grossesse entraînent un relâchement des articulations et des ligaments, ce qui peut exercer une pression supplémentaire sur la colonne vertébrale.

Les femmes enceintes atteintes de sciatique peuvent souffrir de douleurs se propageant du bas du dos aux fesses et aux jambes. La douleur est généralement transitoire et disparaît après l'accouchement. Des exercices doux, des étirements et des ajustements de posture peuvent aider à soulager les douleurs sciatiques pendant la grossesse.

Symptômes De La Sciatique

La sciatique provoque un large éventail de symptômes, allant d'un léger inconfort à une douleur intense et invalidante. Les symptômes de la sciatique diffèrent de ceux des autres types de douleurs lombaires en ce sens qu'ils suivent le trajet du nerf sciatique, qui s'étend du bas du dos aux hanches et aux fesses et descend jusqu'à chaque jambe. Ces symptômes peuvent affecter une ou les deux jambes, et leur gravité varie en fonction de la raison sous-jacente de la compression nerveuse.

Examinons certains des symptômes de sciatique les plus courants :

1. Douleur irradiante le long du trajet du nerf sciatique

La douleur irradiante est le principal signe de la sciatique. La douleur sciatique commence généralement dans le bas du dos et descend d'une jambe le long du nerf sciatique. Cela peut avoir un impact sur tout le trajet du nerf, y compris la hanche, les fesses, la cuisse, le genou, le mollet, la cheville et même le pied. La majorité des personnes atteintes de sciatique commencent à ressentir une gêne dans le bas du dos, là où prend naissance le nerf sciatique. Cette douleur peut se présenter sous la forme d'une légère douleur ou d'une sensation d'oppression, mais elle peut se développer avec le temps.

La sciatique peut provoquer des douleurs au niveau des fesses, qui sont l'une des premières zones touchées. Une douleur aux fesses peut indiquer que le nerf sciatique est enflammé ou comprimé au niveau de la colonne lombaire ou du bassin. La douleur peut ressembler à une douleur ou à une lourdeur qui s'aggrave après une position assise ou debout prolongée.

Lorsque le nerf descend dans la jambe, une douleur s'ensuit souvent. La douleur suit souvent le trajet du nerf sciatique, qui s'étend du bas du dos aux fesses et descend à l'arrière de la cuisse, du genou, du mollet et du pied. Dans les situations graves, la douleur peut s'étendre aux orteils. Cette douleur irradiante peut être intense, brûlante ou lancinante, et elle peut même ressembler à un choc électrique.

2. Douleur aiguë, brûlante ou lancinante

La sciatique est communément décrite comme une douleur aiguë et lancinante qui se propage du bas du dos jusqu'à la jambe. La douleur peut ressembler à une sensation de brûlure ou à un fort inconfort, comparable à celui provoqué par un nerf pincé. Ce type de douleur peut survenir rapidement et intensément, rendant difficile le mouvement ou même la recherche d'une position confortable.

La douleur lancinante est une douleur rapide, aiguë et aiguë qui descend rapidement dans la jambe, généralement produite par des mouvements comme se lever, se pencher en avant ou se lever. La sensation de brûlure dans la jambe peut s'apparenter à une crampe musculaire ou à une tension musculaire importante et créer un inconfort important.

3. Engourdissements et picotements

En plus de la douleur, de nombreuses personnes atteintes de sciatique ressentent des engourdissements ou des picotements le long du trajet du nerf sciatique. Cette sensation, souvent connue sous le nom de fourmillements, peut être particulièrement évidente dans le bas de la jambe, la cheville ou le pied. Des engourdissements et des picotements surviennent lorsque le nerf sciatique est comprimé ou enflammé, interférant avec le passage normal de l'influx nerveux.

Les fourmillements sont une sensation de petites piqûres ou de picotements aigus provoqués par une compression nerveuse ou une inflammation de la jambe affectée. L'engourdissement est une perte de sensation ou une sensation de « mort » dans la jambe ou le pied qui peut rendre difficile la sensation des objets ou le mouvement normal des parties du corps affectées.

4. Faiblesse musculaire

La sciatique peut également provoquer une faiblesse musculaire dans la jambe affectée. Cela se produit lorsque la compression nerveuse altère la capacité du nerf sciatique à signaler aux muscles de se contracter correctement. Les individus peuvent remarquer que leur jambe est faible ou qu'ils ont de la difficulté à lever les pieds ou à plier les genoux. La faiblesse musculaire peut rendre difficile la position debout, la marche et la montée des escaliers.

L'un des premiers indicateurs d'affaiblissement musculaire est l'incapacité de soulever la jambe, en particulier le pied, du sol. Ceci est également connu sous le nom de pied tombant, qui se produit lorsque le pied traîne ou s'accroche au sol en raison d'une faiblesse des muscles contrôlés par le nerf sciatique. À mesure que la faiblesse musculaire se développe, des actions telles que marcher, s'asseoir, se tenir debout et soulever des objets deviennent de plus en plus difficiles. Cela peut avoir un impact substantiel sur le mouvement et l'équilibre.

5. Douleur qui s'aggrave après certains mouvements

La douleur sciatique s'aggrave fréquemment avec des activités ou des mouvements spécifiques qui exercent une plus grande pression sur le nerf sciatique ou le bas du dos. *Les actions courantes qui peuvent aggraver la douleur sciatique comprennent :*

❖ Flexion ou torsion : tout mouvement de flexion ou de torsion vers l'avant ou vers l'arrière peut exercer une pression sur la colonne vertébrale, aggravant le nerf et exacerbant l'inconfort.

❖ Position assise prolongée : rester assis pendant de longues périodes, en particulier sur des surfaces dures, peut exercer une pression sur le nerf sciatique. Ceci est particulièrement fréquent chez ceux qui travaillent depuis un bureau ou conduisent pendant de longues périodes. S'asseoir dans une mauvaise posture ou s'affaisser en avant peut exacerber l'inconfort.

❖ Soulever ou transporter des objets lourds : soulever ou tendre le bas du dos de quelque manière que ce soit peut comprimer la colonne vertébrale et aggraver la douleur sciatique, entraînant des douleurs aiguës ou lancinantes.

❖ La toux ou les éternuements peuvent exercer une pression inattendue sur le bas de la colonne vertébrale, exacerbant les symptômes de la sciatique pendant une courte période.

6. Soulagement de la douleur dans certaines positions

Certaines personnes souffrant de sciatique découvrent que des positions ou des mouvements particuliers atténuent leur inconfort. Ces positions minimisent généralement la pression sur le nerf sciatique et soulagent la compression. *Par exemple:*

❖ S'allonger avec les genoux pliés peut aider à réduire la pression sur le bas de la colonne vertébrale. Cette position est généralement recommandée aux personnes souffrant d'inconfort sciatique.

❖ Surélever les jambes : En position assise ou allongée, surélevez vos jambes sur un tabouret ou un oreiller pour soulager la tension sur le nerf sciatique.

7. Perte de réflexes

Dans les épisodes de sciatique plus graves, la compression du nerf sciatique peut entraîner une perte de réflexe dans le membre affecté. Cela se produit parce que le nerf sciatique régule certains réflexes du genou et de la cheville. La perte des réflexes peut être détectée lors d'un examen physique et indiquer que la compression nerveuse a progressé de manière plus significative.

Le réflexe réflexe du genou peut être réduit ou absent en raison de la compression nerveuse dans la partie inférieure de la colonne vertébrale.

Réflexe de cheville : Le réflexe de secousse de la cheville peut également être altéré, entraînant des difficultés à se tenir sur la pointe des pieds ou à élever le pied.

8. Sciatique bilatérale (rare)

La sciatique peut parfois toucher les deux jambes à la fois. Cette maladie, connue sous le nom de sciatique bilatérale, indique généralement un problème sous-jacent plus grave, tel qu'une sténose vertébrale, une rupture de disque ou une tumeur appuyant sur la moelle épinière. La sciatique bilatérale peut entraîner des problèmes de mobilité plus graves et nécessiter une intervention médicale rapide.

Lorsque la sciatique frappe les deux jambes, la douleur peut être moins localisée et plus large, ce qui rend difficile la localisation exacte du site d'inconfort.

9. Syndrome de la queue de cheval (urgence)

La sciatique peut être une indication du syndrome de la queue de cheval, un trouble grave causé par une compression nerveuse importante à la base de la moelle épinière. Cette maladie nécessite des soins médicaux rapides et peut entraîner des dommages irréversibles si elle n'est pas traitée rapidement.

Les symptômes du syndrome de la queue de cheval comprennent des problèmes de contrôle de la vessie ou des intestins, un dysfonctionnement sexuel et une paralysie brutale des deux jambes. Le syndrome de la queue de cheval peut également provoquer une gêne grave et persistante dans le bas du dos et un engourdissement de l'aine (appelé anesthésie en selle).

Les symptômes de la sciatique varient d'une personne à l'autre, mais la caractéristique la plus typique est une douleur irradiant du bas du dos vers une jambe, généralement le long du nerf sciatique.

Le niveau de cet inconfort varie, allant de douleurs subtiles à des douleurs aiguës et lancinantes. D'autres symptômes peuvent inclure des engourdissements, des picotements, une faiblesse musculaire et des douleurs qui s'intensifient avec certains mouvements ou positions. Comprendre ces symptômes est crucial pour rechercher un traitement approprié et gérer efficacement la sciatique. Si les symptômes s'aggravent ou ne s'améliorent pas avec des soins conservateurs, il est essentiel de consulter un médecin pour garantir un traitement adéquat et éviter des problèmes à long terme.

Modèles De Douleur Dans La Sciatique

La douleur sciatique peut varier en nature et en localisation en fonction de la cause sous-jacente de la maladie, du niveau d'atteinte nerveuse et des caractéristiques personnelles telles que la posture et l'activité physique. Les types de douleur liés à la sciatique sont essentiels pour évaluer l'évolution de la maladie et choisir les meilleurs traitements.

Voici un aperçu plus approfondi des différents types de douleur liés à la sciatique :

1. La douleur commence dans le bas du dos et les fesses

La douleur commence généralement dans le bas du dos ou dans les fesses et irradie vers la jambe. Aux premiers stades de la sciatique, les personnes peuvent ressentir une douleur sourde et angoissante dans le bas du dos. La première douleur peut être aggravée par des activités spécifiques, telles que se pencher, soulever ou tourner. À mesure que la pression sur le nerf sciatique augmente, la douleur peut se déplacer et irradier vers le bas tout au long de son parcours.

Une douleur lancinante ou sourde est fréquente dans les premiers stades de la sciatique et peut apparaître comme un inconfort de fond continu. Intensité accrue lors de l'exécution d'actions spécifiques, telles que se pencher en avant, tordre la colonne vertébrale ou soulever des objets. La douleur peut migrer vers les fesses ou les hanches, impactant les fléchisseurs de la hanche et les fessiers.

Ce type de douleur est fréquemment provoqué par des troubles tels que la dégénérescence discale dégénérative, la sténose de la colonne lombaire ou le dysfonctionnement de l'articulation sacro-iliaque, dans lesquels la compression ou l'irritation commence au niveau de la colonne lombaire inférieure (L3 à L5) et se propage vers le bas.

2. Douleur irradiante à l'arrière de la jambe

À mesure que la sciatique s'aggrave, la douleur se propage souvent à l'arrière de la jambe. C'est l'un des symptômes classiques de la sciatique, et il s'aggrave fréquemment avec des mouvements ou des positions prolongées qui exercent une pression sur le nerf sciatique. L'inconfort peut commencer dans le bas du dos ou dans les fesses et progresser vers la cuisse, le mollet et même jusqu'au pied ou à l'orteil.

La douleur peut ressembler à un choc électrique ou à une sensation profonde et lancinante se propageant à l'arrière de la jambe. Lorsque le nerf traverse les muscles fessiers et la cuisse, l'inconfort irradie généralement vers l'arrière de la jambe, ce qui rend difficile la position debout ou la marche confortable. Dans les cas extrêmes, la douleur peut irradier vers le mollet, la cheville et le pied, s'aggravant généralement avec le mouvement, la marche ou la position debout prolongée.

La douleur irradiant vers le bas de la jambe est souvent associée à une hernie discale ou à une sténose lombaire, dans laquelle une hernie discale ou dégénérative pousse sur le nerf sciatique. L'intensité de la douleur varie en fonction du degré de compression.

3. Douleur irradiant vers les mollets et les pieds

Certaines personnes atteintes de sciatique ressentent des douleurs irradiant jusqu'au mollet, à la cheville et parfois aux orteils. Cette forme d'inconfort est généralement plus sévère et peut gêner considérablement la mobilité. En plus de la douleur aiguë et lancinante, les personnes peuvent ressentir un engourdissement, des picotements ou une sensation de « fourmillements » qui se propagent à leurs pieds. Ce schéma se développe lorsque la compression nerveuse affecte les parties inférieures du nerf sciatique, telles que la racine nerveuse S1, qui contrôle les muscles du pied et du bas de la jambe.

Fléchir ou étendre le pied, par exemple en marchant ou en se tenant sur la pointe des pieds, peut aggraver la douleur ou provoquer un inconfort intense au niveau du mollet ou du pied. Dans les situations graves, la douleur peut rendre difficile la marche, la position debout ou le lever du pied, ce qui compromet grandement les activités quotidiennes.

Ce type de douleur est fréquemment associé à des maladies telles que la sciatique produite par une hernie discale, dans laquelle le disque comprime les racines nerveuses qui fournissent la sensation et le contrôle moteur au bas de la jambe et au pied.

4. La douleur s'aggrave en s'asseyant, en se penchant ou en se tordant

Les longues périodes de position assise sont l'une des causes les plus importantes de douleurs sciatiques. La position assise exerce une pression sur le nerf sciatique, en particulier dans le bas du dos et les fesses, provoquant une gêne le long de la jambe. Des actions telles que se pencher, se tordre ou soulever peuvent exacerber la douleur en exerçant une pression supplémentaire sur les disques, les muscles ou les articulations touchés.

Les personnes souffrant de sciatique peuvent découvrir que rester assise pendant de longues périodes (par exemple pendant les trajets en voiture ou à un bureau) déclenche ou intensifie leur douleur, surtout si elles sont assises dans une mauvaise posture. Des activités telles que ramasser quelque chose au sol, se tordre pour atteindre un objet et même certaines postures de yoga peuvent aggraver la douleur sciatique. Ces mouvements exercent davantage de pression sur les disques intervertébraux ou compriment les muscles et les articulations qui appuient sur les nerfs.

Se tenir debout ou marcher peut aider à soulager la douleur car cela éloigne la pression du nerf. Cependant, une marche prolongée peut augmenter la douleur si elle exerce une pression constante sur le bas du dos. Ce type de douleur est fréquemment associé à des troubles tels que la hernie discale ou la sténose rachidienne lombaire, dans lesquels la compression des racines nerveuses génère une douleur qui s'intensifie avec des mouvements spécifiques.

5. Douleur bilatérale (douleur des deux côtés)

Bien que la sciatique affecte généralement un côté du corps, dans de rares situations, les personnes peuvent ressentir des douleurs des deux côtés, ce qu'on appelle une sciatique bilatérale. Ce type rare de sciatique indique souvent des troubles sous-jacents plus graves, tels qu'une hernie discale massive, une sténose vertébrale ou le syndrome de la queue de cheval, qui implique une compression des racines nerveuses à la base de la colonne vertébrale.

Les personnes atteintes de sciatique bilatérale peuvent ressentir des douleurs dans le bas du dos et dans les jambes. Cela peut rendre difficile la marche et le maintien de l'équilibre. La sciatique bilatérale est souvent associée à une douleur plus extrême et peut être suivie d'autres symptômes tels qu'une faiblesse ou un engourdissement des membres, qui entravent les activités quotidiennes. Les symptômes neurologiques comprennent des problèmes intestinaux ou vésicaux (incontinence ou rétention), qui peuvent indiquer une urgence médicale telle que le syndrome de la queue de cheval.

6. Engourdissements, picotements ou « fourmillements »

En plus de l'inconfort, la sciatique peut provoquer un engourdissement, des picotements ou des fourmillements tout au long du trajet nerveux. Ceci est le plus souvent observé dans la jambe ou le pied et est causé par une compression ou une irritation nerveuse. Bien que la douleur soit souvent le signe le plus visible, les anomalies sensorielles peuvent également être débilitantes, interférant avec le mouvement et la fonction.

La jambe ou le pied affecté peut sembler « mort » ou « engourdi », ce qui rend difficile la détection des changements de température ou de pression. L'engourdissement et les picotements peuvent nuire à l'équilibre et à la coordination, rendant difficile la marche ou le mouvement sans tomber.

Ce trouble sensoriel est produit par une pression sur le nerf sciatique, qui altère la capacité du nerf à transmettre correctement les signaux sensoriels. Elle est généralement associée à des troubles tels qu'une hernie discale lombaire et une sténose vertébrale.

La douleur sciatique varie en intensité, en emplacement et en durée selon l'individu et la cause sous-jacente de la compression nerveuse. La douleur peut se propager du bas du dos aux fesses, à l'arrière de la jambe et même au pied, et est fréquemment augmentée par des mouvements spécifiques ou une position assise prolongée. Comprendre ces schémas de douleur est essentiel pour diagnostiquer la maladie sous-jacente et choisir les thérapies les plus efficaces, telles que la physiothérapie, les étirements ou des interventions médicales plus avancées. La sciatique peut s'aggraver avec le temps si elle n'est pas traitée. Une intervention précoce est donc essentielle pour traiter la maladie et améliorer la qualité de vie.

Comment La Sciatique Affecte La Vie Quotidienne

La douleur, l'engourdissement, les picotements et la faiblesse de la sciatique peuvent rendre difficiles même les tâches les plus simples, créant une misère à la fois physique et mentale. La gravité des symptômes de la sciatique varie d'une personne à l'autre, mais pour beaucoup, il s'agit d'un combat permanent à gérer et à vivre.

1. La douleur interrompt les mouvements de routine

L'un des aspects les plus perturbateurs de la sciatique est la douleur qu'elle génère, qui peut rendre extrêmement difficiles même des mouvements simples. Le nerf sciatique part du bas du dos, descend jusqu'aux fesses et traverse l'arrière des jambes. La douleur est donc généralement ressentie lors d'activités de routine telles que :

❖ Se pencher : Se pencher pour attacher des chaussures, ramasser quelque chose ou même attacher les lacets d'un enfant peut provoquer un grave inconfort. La flexion nécessite la flexion du bas du dos et des hanches, ce qui exerce une pression sur le nerf sciatique et aggrave l'inconfort.

❖ Torsion : des activités telles que regarder par-dessus votre épaule en conduisant ou tendre la main dans une direction différente peuvent irriter le nerf sciatique. Les mouvements de torsion exercent une tension sur les muscles et les disques du bas de la colonne vertébrale, aggravant potentiellement la compression nerveuse.

❖ Soulever : Ramasser des objets, particulièrement lourds ou de forme étrange, peut exercer une pression sur la colonne vertébrale et le nerf sciatique, exacerbant ainsi la douleur. Même quelque chose d'aussi simple que soulever un sac d'épicerie peut causer des douleurs aux personnes souffrant de sciatique.

2. Défis liés à la marche et à la mobilité

La marche est un élément essentiel de la vie quotidienne, mais pour les personnes atteintes de sciatique, cela peut être une agonie douloureuse. L'inconfort s'étend généralement sur un côté du corps, rendant chaque pas plus difficile. L'inconfort peut commencer par une douleur mineure, mais peut rapidement dégénérer en une forte sensation de tir qui altère la capacité de marcher pendant de longues périodes.

Certaines personnes atteintes de sciatique développent une claudication pour éviter de mettre du poids sur la jambe affectée, ce qui peut entraîner des problèmes supplémentaires tels que :

❖ Déséquilibres posturaux : déplacer le poids vers la jambe opposée pour compenser la douleur peut produire des désalignements de la colonne vertébrale, des hanches et du bassin, entraînant un inconfort supplémentaire et des tensions musculaires dans d'autres parties du corps.

❖ Endurance réduite : marcher sur de plus longues distances ou rester debout pendant de longues périodes peut être épuisant en raison de la douleur. Cela peut avoir un impact significatif sur la capacité d'une personne à effectuer des tâches régulières telles que faire les courses, faire les courses et même assister à des événements sociaux.

❖ Mobilité réduite : les personnes souffrant de sciatique sévère peuvent éviter complètement de marcher pour éviter de causer de l'inconfort. Cette contrainte peut créer un cercle vicieux, se traduisant par une diminution de l'activité physique, un affaiblissement musculaire, voire des raideurs articulaires, exacerbant les soucis de mobilité.

3. Difficultés à s'asseoir et à se reposer

Rester assis pendant de longues périodes peut être l'une des activités les plus douloureuses pour les personnes souffrant de sciatique. Que ce soit au bureau, dans la voiture ou à table, la tension exercée sur la colonne vertébrale et le nerf sciatique peut rapidement produire un inconfort. Cela se produit lorsque la position assise comprime les disques de la colonne vertébrale, augmentant peut-être la pression sur les racines nerveuses qui contribuent à la sciatique. *Voici quelques-uns des problèmes de siège les plus courants :*

❖ Trouver une position confortable : De nombreuses personnes atteintes de sciatique doivent expérimenter différentes positions assises, coussins ou chaises pour soulager la pression sur le nerf sciatique. Cependant, la plupart des postes n'offrent qu'un soulagement momentané, ce qui rend difficile la concentration sur le travail, la socialisation ou la détente.

❖ Productivité limitée au travail : les personnes assises à un bureau pour le travail ou l'école peuvent avoir des difficultés à se concentrer ou à maintenir leur productivité en raison de la douleur ou de l'inconfort dû à une position assise prolongée. Les employés de bureau ou les étudiants souffrant de sciatique peuvent avoir besoin de prendre des pauses plus fréquentes pour s'étirer ou se lever, ce qui perturbe leur routine quotidienne.

❖ Difficulté à conduire : Rester assis dans une voiture pendant de longues périodes peut être difficile, surtout lors de longs trajets. La douleur sciatique peut s'aggraver en cas de position assise prolongée et peut provoquer un engourdissement ou une faiblesse des jambes, rendant difficile la conduite en toute sécurité. Des arrêts fréquents, des changements de position et un réglage du siège auto pour plus de confort peuvent être nécessaires, mais cela n'apporte qu'un soulagement partiel.

4. Troubles du sommeil

Les personnes souffrant de sciatique ont souvent un sommeil de mauvaise qualité. La douleur peut empêcher les patients de trouver une position de sommeil confortable, ce qui entraîne des nuits agitées et une fatigue diurne. La sciatique peut influencer le sommeil de plusieurs manières, notamment :

❖ Incapacité de s'allonger confortablement : la sciatique peut rendre difficile la position allongée sur le dos ou sur le côté, car ces postures exercent une pression supplémentaire sur le nerf sciatique. L'inconfort peut s'aggraver à mesure qu'une personne change de position ou transfère son poids pour tenter de se mettre à l'aise.

❖ Réveils nocturnes fréquents : la sciatique peut perturber les habitudes de sommeil en générant de la douleur ou de l'inconfort, entraînant des réveils fréquents. Cela peut entraîner des interruptions du sommeil, augmentant ainsi la lassitude et l'irritation diurne.

❖ Posture de sommeil : Certaines personnes atteintes de sciatique trouvent plus agréable de dormir en position inclinée ou avec un oreiller entre les jambes, même si ces ajustements ne sont pas toujours efficaces. Les gens peuvent avoir besoin de dormir en position semi-assise pour soulager la pression sur le nerf, ce qui peut provoquer des douleurs au cou et au dos.

❖ Fatigue chronique : Un sommeil insuffisant peut entraîner une lassitude chronique, rendant difficile le fonctionnement pendant la journée. La fatigue peut exacerber d'autres éléments de la vie quotidienne, entraînant une diminution de la motivation et un stress émotionnel.

5. Impact émotionnel et mental

Vivre avec une douleur persistante, comme la sciatique, peut avoir des conséquences émotionnelles et mentales importantes. La douleur chronique peut provoquer des sentiments d'irritation, d'impuissance et d'anxiété. Les limites de la sciatique peuvent provoquer un sentiment de perte de contrôle, en particulier si la personne était auparavant physiquement active ou indépendante.

❖ Augmentation du stress : l'agonie constante causée par la sciatique peut augmenter le niveau de stress, ce qui rend la gestion de la douleur beaucoup plus difficile. Cela peut entraîner des sentiments de découragement, qui peuvent nuire à la santé physique et mentale.

❖ Épuisement mental : Gérer constamment la douleur ou la souffrance tout au long de la journée peut entraîner une fatigue mentale. Les patients sciatiques peuvent avoir du mal

à se concentrer ou à se concentrer sur des tâches en raison
d'une douleur continue.

❖ Retrait social : la sciatique peut interférer avec les activités
sociales, conduisant à l'isolement et à la solitude. Les gens
peuvent éviter les réunions sociales ou les exercices de groupe
parce qu'ils sont mal à l'aise ou gênés par leur maladie.

❖ Troubles de l'humeur : la douleur chronique a été associée à
un risque accru de dépression et d'anxiété, car un inconfort
persistant peut nuire à la santé mentale d'une personne. Les
sentiments d'irritation, d'inquiétude ou de mélancolie sont
fréquents, surtout si la sciatique interfère avec les tâches
quotidiennes ou les objectifs personnels.

6. Activité physique et condition physique réduites

Une personne souffrant de sciatique peut devenir moins active en
raison d'un inconfort, ce qui peut conduire à un cercle vicieux de
baisse de forme physique au fil du temps. Une activité physique
réduite peut :

❖ Entraîner une prise de poids : lorsque la douleur inhibe une
activité régulière, la gestion du poids devient plus difficile. La
prise de poids peut exacerber la douleur sciatique en exerçant
une pression supplémentaire sur le bas du dos et la colonne
vertébrale.

❖ Faiblesse musculaire accrue : lorsque les gens négligent l'activité physique, les muscles qui soutiennent leur colonne vertébrale et leur tronc s'affaiblissent. Cela diminue la capacité du corps à stabiliser la colonne vertébrale, ce qui entraîne une pression accrue sur le nerf sciatique et une aggravation des symptômes.

❖ Limiter la rééducation : bien qu'un traitement physique et une activité physique régulière soient essentiels pour soulager la sciatique, les personnes souffrant peuvent ignorer complètement ces activités. Cela peut retarder la guérison et empêcher une réadaptation complète.

7. Pression sur les tâches et responsabilités quotidiennes

La sciatique peut interférer avec des tâches quotidiennes vitales telles que prendre soin des membres de la famille, nettoyer la maison et aller au travail. Soulever des courses, transporter du linge ou même s'occuper d'enfants ou d'animaux domestiques peut être difficile et désagréable, vous obligeant à demander de l'aide aux autres. L'incapacité d'accomplir ces tâches quotidiennes peut entraîner des sentiments de frustration et de dépendance, réduisant ainsi l'estime de soi et la qualité de vie.

La sciatique peut changer la vie et affecter la santé physique et émotionnelle. L'inconfort et les limites de la sciatique peuvent affecter presque tous les aspects de la vie quotidienne, depuis des mouvements simples comme marcher et s'asseoir jusqu'à des activités plus sophistiquées comme travailler, socialiser et prendre soin des autres. Comprendre ces problèmes est essentiel pour créer des méthodes de gestion efficaces, notamment faire de l'exercice, maintenir une posture correcte et obtenir des soins médicaux si nécessaire. Les patients sciatiques peuvent retrouver leur indépendance et leur qualité de vie avec une thérapie et une assistance appropriées.

Demander Des Soins Médicaux Pour La Sciatique

Alors que les cas bénins de sciatique peuvent être traités à la maison avec du repos, des étirements et des médicaments en vente libre, les cas plus graves ou persistants nécessitent souvent une évaluation et une intervention médicale. La décision de consulter un médecin dépend de la gravité, de la durée et de la nature des symptômes. Dans certains cas, des soins médicaux immédiats sont nécessaires pour traiter les affections sous-jacentes, prévenir l'aggravation des symptômes et garantir le meilleur résultat possible pour le patient.

Quand dois-je consulter un médecin en cas de sciatique ?

1. Douleur intense et persistante

Si la douleur sciatique persiste malgré les mesures de base de soins personnels (telles que le repos, la glace, la chaleur et les analgésiques), il est temps de consulter un médecin. Une douleur sciatique qui dure plusieurs semaines ou s'aggrave avec le temps, malgré les efforts déployés pour la soulager, peut indiquer que la cause sous-jacente est plus grave ou nécessite des approches thérapeutiques différentes. Une douleur constante peut avoir un impact significatif sur la qualité de vie et nécessiter une intervention médicale pour soulager l'inconfort et prévenir d'autres complications.

Par exemple, si rester assis, debout ou marcher devient insupportable malgré tous vos efforts pour gérer la douleur, ou si la douleur interfère avec votre capacité à accomplir vos tâches quotidiennes, vous devez consulter un médecin.

2. Engourdissement ou faiblesse des jambes ou des pieds

L'un des symptômes de sciatique les plus préoccupants est l'engourdissement ou la faiblesse de la jambe ou du pied affecté. La sciatique provoque fréquemment des picotements ou une sensation de « picotements » le long de la jambe ; cependant, si vous ressentez une absence totale de sensation ou si votre jambe devient faible et difficile à bouger, cela peut indiquer une lésion nerveuse ou une compression. Une faiblesse de la jambe, en particulier lorsqu'elle altère votre capacité à vous tenir debout ou à marcher, peut indiquer que le nerf sciatique est comprimé au point qu'il pourrait causer des dommages permanents s'il n'est pas traité.

Dans de tels cas, les professionnels de la santé peuvent administrer des tests neurologiques pour évaluer la fonction motrice et déterminer l'étendue de l'atteinte nerveuse. Aborder ce problème rapidement peut aider à prévenir d'autres lésions nerveuses et à restaurer la fonction.

3. Perte de contrôle de la vessie et des intestins

L'un des symptômes les plus urgents et potentiellement graves nécessitant des soins médicaux immédiats est la perte de contrôle de la vessie ou des intestins, également connue sous le nom de syndrome de la queue de cheval. La queue de cheval est un faisceau de nerfs situé à l'extrémité de la moelle épinière qui régule le fonctionnement de la vessie, des intestins et des organes sexuels. La compression ou l'endommagement de ce faisceau nerveux peut entraîner une perte de contrôle sur la miction et la défécation, ainsi qu'un dysfonctionnement sexuel.

Il s'agit d'une urgence médicale qui nécessite une attention immédiate pour éviter une invalidité permanente. Si vous ressentez des symptômes tels qu'une incontinence, une incapacité soudaine d'uriner ou de vider vos intestins, ou un engourdissement à l'aine, consultez immédiatement un médecin. Une intervention chirurgicale peut être nécessaire pour soulager la pression sur les nerfs et prévenir des dommages permanents.

4. Douleur soudaine et intense ou douleur consécutive à une blessure

Si une douleur sciatique survient soudainement après une blessure traumatique, telle qu'une chute, un accident de voiture ou une blessure sportive, il est essentiel de consulter immédiatement un médecin. Les blessures aiguës peuvent entraîner des hernies discales, des fractures ou d'autres lésions de la colonne vertébrale nécessitant des soins médicaux immédiats. Une douleur soudaine et intense suite à une blessure peut indiquer un problème grave de la colonne vertébrale, et il est essentiel de demander un diagnostic précis à un professionnel de la santé pour déterminer le meilleur plan de traitement.

En cas de traumatisme, des images diagnostiques telles que des radiographies, des IRM ou des tomodensitogrammes peuvent être nécessaires pour évaluer l'étendue de la blessure et déterminer la cause sous-jacente de la sciatique. Une détection et une intervention précoces peuvent aider à éviter les complications à long terme.

5. Fièvre et perte de poids inattendue

Dans de rares cas, la douleur sciatique peut être causée par des infections ou un cancer, qui peuvent irriter le nerf sciatique. Si vous présentez une sciatique et d'autres symptômes comme de la fièvre, des frissons ou une perte de poids inexpliquée, vous devriez consulter un médecin immédiatement. Ces symptômes supplémentaires peuvent indiquer une infection, une tumeur ou une autre condition médicale grave affectant la colonne vertébrale ou les structures environnantes.

Si la douleur sciatique s'accompagne de ces symptômes, consultez immédiatement un médecin pour exclure des infections telles que des abcès de la colonne vertébrale ou des affections telles que des tumeurs de la colonne vertébrale ou un cancer. Retarder les soins médicaux peut entraîner des complications supplémentaires et un traitement plus agressif à terme.

À quoi s'attendre lors d'une consultation médicale pour une sciatique

Lorsque vous recherchez un traitement médical pour une sciatique, votre médecin procédera à un examen approfondi pour déterminer la cause et la gravité du problème. L'évaluation comprend généralement les étapes suivantes :

1. Examen des antécédents médicaux et des symptômes

Le médecin commencera par vous poser des questions sur vos symptômes, tels que l'apparition, l'emplacement et l'intensité de la douleur, ainsi que sur tout autre symptôme associé comme une faiblesse, un engourdissement ou des modifications de la fonction intestinale ou vésicale. Il est essentiel de fournir autant d'informations que possible sur le moment où la douleur a commencé, les activités qui l'ont aggravée et ce qui apporte un soulagement. De plus, le prestataire se renseignera sur vos antécédents médicaux, y compris tout problème de dos, blessure ou maladie chronique pouvant contribuer à votre sciatique.

2. Examen physique

L'examen physique comprend généralement une vérification de votre posture, de l'alignement de votre colonne vertébrale et de vos réflexes. De plus, le professionnel de la santé évaluera la force et la sensation musculaire de vos jambes, ainsi que votre amplitude de mouvement. Au cours de cet examen, le médecin peut administrer des tests spécifiques, tels que le test de levée de jambe droite, pour aider à identifier une irritation ou une compression des racines nerveuses dans le bas du dos.

3. Tests d'imagerie

Si nécessaire, votre médecin peut recommander des études d'imagerie pour déterminer la cause de votre sciatique et exclure d'autres possibilités. Les tests d'imagerie courants sont les suivants :

❖ Les rayons X peuvent fournir un aperçu des os de la colonne vertébrale et aider à la détection de conditions telles que les fractures, la sténose vertébrale et les éperons osseux.

❖ IRM (imagerie par résonance magnétique) : une IRM produit des images détaillées des tissus mous, y compris les disques intervertébraux et les nerfs, qui facilitent le diagnostic d'affections telles que la hernie discale, la sténose vertébrale et les tumeurs.

❖ Tomodensitométrie   (tomodensitométrie) :   une tomodensitométrie est une autre option d'imagerie qui peut fournir une vue plus détaillée de la colonne vertébrale et des nerfs, permettant ainsi la détection d'anomalies qui peuvent ne pas être visibles sur les radiographies.

4. Études nerveuses et électromyographie (EMG)

Dans certains cas, votre médecin peut recommander des études de conduction nerveuse ou un électromyogramme (EMG) pour évaluer le fonctionnement du nerf sciatique et des muscles. Ces tests aident à déterminer l'étendue des lésions nerveuses, si la conduction nerveuse est altérée et comment les muscles réagissent aux signaux nerveux.

Options de traitement pour la sciatique

Une fois la cause de votre sciatique identifiée, votre médecin discutera des options de traitement. Cela peut inclure :

❖ Un physiothérapeute peut vous guider à travers des exercices qui soulageront la pression sur le nerf sciatique, amélioreront la flexibilité et renforceront les muscles qui soutiennent la colonne vertébrale.

❖ Médicaments : les analgésiques en vente libre tels que l'ibuprofène et l'acétaminophène peuvent aider à réduire l'inflammation et la douleur. Dans certains cas, votre médecin peut vous prescrire des médicaments plus puissants, tels que des relaxants musculaires, des stéroïdes oraux ou des analgésiques nerveux.

❖ Injections péridurales de stéroïdes : si d'autres traitements échouent, votre médecin peut vous prescrire des injections de corticostéroïdes pour réduire l'inflammation et la douleur dans la zone touchée.

❖ Chirurgie : si les traitements conservateurs ne parviennent pas à soulager une sciatique grave causée par des affections telles qu'une hernie discale ou une sténose vertébrale, une intervention chirurgicale peut être recommandée. Selon la cause de la compression nerveuse, les options chirurgicales comprennent une discectomie, une laminectomie ou une fusion vertébrale.

La sciatique peut être une maladie invalidante qui perturbe la vie quotidienne d'une personne. Bien que les cas bénins puissent s'améliorer avec des traitements conservateurs, il est essentiel de consulter un médecin si la douleur est intense, persistante ou accompagnée d'autres symptômes alarmants tels qu'une faiblesse, un engourdissement ou une perte de contrôle de la vessie. Une intervention précoce et un plan de traitement complet adapté à la cause sous-jacente peuvent aider à soulager la douleur, à prévenir des lésions nerveuses supplémentaires et à améliorer la qualité de vie globale. Si vous ressentez l'un des symptômes d'alerte énumérés ci-dessus, consultez un médecin pour déterminer la meilleure marche à suivre.

Avantages Des Exercices Pour Soulager La Douleur

Sciatique

La douleur sciatique, causée par la compression ou l'irritation du nerf sciatique, peut aller d'un léger inconfort à une douleur débilitante qui irradie du bas du dos jusqu'aux hanches, aux fesses et aux jambes. Elle a un impact significatif sur la mobilité, la qualité de vie et le bien-être émotionnel. Bien que les médicaments et la physiothérapie soient fréquemment recommandés, les exercices se sont révélés être l'un des moyens les plus efficaces de gérer la douleur sciatique. Les personnes souffrant de sciatique peuvent bénéficier d'exercices spécifiques qui soulagent la douleur, améliorent la mobilité et favorisent même une récupération à long terme.

Voici quelques façons clés par lesquelles l'exercice aide à soulager la douleur sciatique :

1. Renforcer les muscles centraux pour soutenir la colonne vertébrale

Un noyau solide soutient le bas du dos et la colonne vertébrale. Lorsque les muscles centraux, y compris les muscles abdominaux et inférieurs du dos, sont forts, ils réduisent la pression sur les disques intervertébraux et les vertèbres, soulageant ainsi une partie de la pression sur le nerf sciatique. Le renforcement de ces muscles aide également à maintenir une bonne posture, en évitant les mouvements et les habitudes susceptibles d'exacerber la douleur sciatique.

Il est souvent conseillé aux patients sciatiques d'effectuer des exercices de base comme des planches, des redressements assis partiels et des inclinaisons pelviennes. Ces exercices améliorent la force de base, ce qui aide à stabiliser la colonne vertébrale, à prévenir de futures blessures et à réduire le risque de douleurs sciatiques récurrentes.

2. Augmenter la flexibilité et réduire la tension musculaire

De nombreux cas de sciatique sont associés à des muscles tendus dans les hanches, le bas du dos et les ischio-jambiers. Des ischio-jambiers tendus, par exemple, peuvent tirer sur le bassin, provoquant des tensions et des douleurs dans le bas du dos. De même, les muscles fléchisseurs de la hanche ou les muscles piriformes (un petit muscle profond dans les fesses) peuvent exercer une pression sur le nerf sciatique, provoquant ou exacerbant la douleur.

Les exercices qui étirent ces muscles, tels que les étirements des ischio-jambiers, des étirements du piriforme et des étirements des muscles fléchisseurs de la hanche, peuvent aider à soulager les tensions musculaires et à améliorer la flexibilité. Une flexibilité accrue réduit la compression nerveuse, permettant un mouvement plus fluide et indolore. Des étirements réguliers dans le cadre d'une routine de gestion de la sciatique s'attaquent à la tension et au déséquilibre musculaires sous-jacents qui provoquent fréquemment des douleurs sciatiques.

3. Améliorer la circulation sanguine et favoriser la guérison

L'exercice augmente la circulation, ce qui est nécessaire à la guérison et à la réduction de l'inflammation. Une meilleure circulation sanguine aide à fournir de l'oxygène et des nutriments aux muscles et aux nerfs, y compris le nerf sciatique, contribuant ainsi à leur réparation et réduisant la douleur au fil du temps. Les exercices qui ciblent le bas du dos, les hanches et les jambes augmentent le flux sanguin vers ces zones, ce qui réduit l'inflammation qui peut aggraver la sciatique.

Les exercices aérobiques doux comme la marche ou le vélo sont particulièrement efficaces pour augmenter le flux sanguin. Lorsqu'elles sont combinées à des exercices de force et de flexibilité, ces activités stimulent les processus naturels de guérison du corps, réduisant ainsi les symptômes de la sciatique et prévenant de futures poussées.

4. Réduire la sensibilité à la douleur grâce à la libération d'endorphines

L'exercice favorise la libération d'endorphines, les analgésiques naturels du corps. Les endorphines interagissent avec les récepteurs cérébraux pour réduire la douleur et favoriser le sentiment de bien-être. Pour les personnes souffrant de sciatique, l'augmentation des endorphines provoquée par l'exercice peut réduire la douleur et améliorer l'humeur, offrant ainsi un moyen naturel de faire face à l'inconfort chronique.

La libération d'endorphines facilite non seulement la gestion de la douleur, mais réduit également le besoin d'analgésiques, qui peuvent avoir des effets secondaires à long terme. Les patients sciatiques peuvent obtenir un soulagement constant de la douleur sans médicament en intégrant de l'exercice régulier à leur routine de gestion de la douleur.

5. Encourager une meilleure posture et un meilleur alignement

Une mauvaise posture peut être à la fois la cause et la conséquence d'une sciatique. S'affaler ou rester assis pendant de longues périodes peut fatiguer le bas du dos et provoquer une compression du nerf sciatique. Les exercices axés sur la force, la flexibilité et l'équilibre peuvent aider à aligner la colonne vertébrale et le bassin, permettant ainsi une meilleure posture pendant les activités quotidiennes.

Une bonne posture aide à soulager la pression inutile sur la colonne vertébrale et le nerf sciatique. L'exercice aide à maintenir un alignement plus naturel et à prévenir une aggravation supplémentaire de la sciatique en renforçant les groupes musculaires qui soutiennent une posture verticale, tels que les muscles du tronc, du bas du dos et des fessiers.

6. Augmentation de la stabilité et de l'équilibre

La sciatique peut nuire à la stabilité, en particulier si la douleur ou l'engourdissement se propage aux jambes. Les exercices d'équilibre et de stabilité, tels que les levées de jambes debout, les levées de jambes latérales ou le simple équilibrage d'une jambe, peuvent améliorer la coordination, renforcer les muscles de soutien et réduire le risque de chute ou de blessure. Les exercices de stabilité favorisent l'utilisation des muscles qui protègent la colonne vertébrale et le bas du dos, garantissant ainsi des mouvements sûrs et contrôlés.

Les personnes atteintes de sciatique peuvent améliorer leur condition fonctionnelle en effectuant ces exercices, facilitant ainsi l'exécution des tâches quotidiennes et retrouvant leur indépendance. Une stabilité améliorée conduit également à un plus grand sentiment de confiance pour bouger sans douleur.

7. Prévenir la faiblesse musculaire et l'atrophie

La douleur sciatique peut décourager le mouvement, créant un cycle d'inactivité. Au fil du temps, cela peut entraîner une faiblesse musculaire et une atrophie (perte musculaire), en particulier au niveau des jambes, des fessiers et du bas du dos. Plus ces muscles s'affaiblissent, moins ils soutiennent la colonne vertébrale, augmentant ainsi le risque de récidive de la douleur.

Les patients sciatiques peuvent éviter la détérioration musculaire en restant actifs et en se concentrant sur des exercices ciblés. Un exercice régulier maintient les muscles actifs, garantissant qu'ils restent forts et capables de soutenir la colonne vertébrale tout en réduisant la compression nerveuse. Ceci est particulièrement important pour les personnes âgées, qui courent déjà un risque de perte musculaire due au vieillissement.

8. Réduire l'inflammation et l'enflure

La sciatique s'accompagne souvent d'une inflammation entourant le nerf sciatique, ce qui peut exacerber la douleur. L'exercice régulier, en particulier les activités aérobiques à faible impact comme la natation ou la marche, peut aider à réduire l'inflammation. Ces activités améliorent la circulation, favorisent la récupération musculaire et réduisent la réponse inflammatoire du corps.

Pour les patients sciatiques, réduire l'inflammation peut faire la différence entre une douleur constante et un soulagement intermittent. L'exercice réduit l'inflammation, procurant un soulagement immédiat et à long terme de la douleur sciatique.

9. Améliorer la santé mentale et réduire le stress

Vivre avec une douleur chronique peut nuire à la santé mentale, provoquant du stress, de l'anxiété et de la dépression. L'exercice a des bienfaits bien documentés sur la santé mentale, tels que la réduction du stress et l'amélioration de l'humeur. L'activité physique provoque la libération de sérotonine et d'autres neurotransmetteurs, qui améliorent l'humeur, réduisent l'anxiété et renforcent l'estime de soi.

L'exercice régulier soulage non seulement la douleur physique, mais favorise également un état mental positif. Cela peut être extrêmement utile pour les patients sciatiques qui, autrement, se sentiraient dépassés par leur douleur. Un état mental positif peut également vous aider à suivre un programme d'exercices, entraînant ainsi un cycle d'amélioration.

10. Promouvoir l'indépendance et la mobilité à long terme

L'un des avantages les plus importants de l'exercice pour les personnes atteintes de sciatique est la capacité à retrouver mobilité et indépendance. Un exercice régulier augmente la force et la flexibilité du corps, rendant les mouvements quotidiens plus faciles et moins douloureux. Une meilleure forme physique permet aux patients sciatiques de retrouver leur autonomie, leur permettant ainsi de participer à des activités qu'ils auraient pu éviter en raison de la douleur.

L'exercice régulier améliore la qualité de vie en permettant aux gens de contrôler leur douleur et de mener une vie active et indépendante. Les patients sciatiques qui suivent un programme d'exercices structuré peuvent réduire leur dépendance aux médicaments, éviter les traitements invasifs et mener une vie plus active et sans douleur.

En conclusion, l'exercice présente de nombreux avantages pour gérer et soulager la douleur sciatique, tels qu'un renforcement du tronc, une flexibilité accrue, une circulation améliorée et une meilleure posture. Cela améliore également la santé mentale, réduit l'inflammation et favorise un sentiment d'indépendance. Les patients sciatiques peuvent participer activement à leur guérison en intégrant l'exercice à leur routine quotidienne, ce qui entraîne un soulagement de la douleur à long terme et une meilleure qualité de vie.

CHAPITRE 2 : PRÉPARATION AUX EXERCICES DE SOULAGEMENT DE LA SCIATIQUE

Considérations De Sécurité Pour Les Personnes Âgées Et Les Débutants

Pour les seniors et les débutants, le début d'une routine d'exercice, en particulier pour soulager la douleur, doit toujours être abordé avec prudence. Les exercices de sciatique peuvent aider à réduire la douleur et à améliorer la mobilité, mais ils doivent être effectués avec précaution pour éviter d'aggraver les symptômes ou de provoquer de nouvelles blessures. Comprendre vos limites physiques, choisir des exercices appropriés et maintenir un environnement favorable sont autant de considérations importantes.

1. Consultez d'abord un professionnel de la santé

Avant de commencer tout programme d'exercice, consultez un professionnel de la santé, surtout si vous souffrez de douleur chronique ou si vous avez des antécédents de problèmes de santé. Un avis médical est requis pour garantir que les exercices n'aggravent pas les symptômes de la sciatique ou n'interfèrent pas avec les traitements existants.

2. Connaissez vos limites physiques

Les seniors et les débutants ont souvent du mal à reconnaître et à comprendre leurs limites physiques. La sciatique limite souvent la mobilité, alors commencez par des mouvements doux. D'autres conditions qui affectent la tolérance à l'exercice d'une personne âgée comprennent l'arthrite et l'ostéoporose. Écouter votre corps et savoir quand arrêter ou modifier les exercices est essentiel. Il est recommandé que :

❖ Commencez par des exercices à faible impact.

❖ Évitez de faire des mouvements brusques et saccadés.

❖ Arrêtez tout mouvement qui produit une douleur aiguë ou irradiante.

3. Commencez par des mouvements à faible impact

Les exercices à faible impact sont bénéfiques pour la sciatique car ils réduisent le stress sur les articulations et la colonne vertébrale. Ces mouvements sont idéaux pour les seniors et les débutants car ils améliorent la circulation, la flexibilité et la force sans trop solliciter le corps. Les exemples incluent des levées de jambes assises, des étirements doux des ischio-jambiers et des pompes murales lentes et contrôlées. Les exercices à faible impact vous aident à développer votre force progressivement, ce qui facilite la progression vers des mouvements plus difficiles au fil du temps.

4. Utilisez la forme et la technique appropriées

Une forme correcte est essentielle pour éviter les blessures et garantir que l'exercice cible les bons muscles. Une mauvaise technique peut ajouter du stress au nerf sciatique, au bas du dos et à d'autres articulations, ce qui pourrait exacerber les symptômes. Voici quelques conseils pour conserver une bonne forme :

- ❖ Engagez le tronc pendant les exercices pour soutenir le bas du dos.

- ❖ Au lieu de vous déplacer rapidement ou brusquement, gardez vos mouvements lents et contrôlés.

- ❖ Si possible, utilisez un miroir pour vérifier votre posture.

- ❖ Demandez conseil à un entraîneur ou à un physiothérapeute, surtout au début, pour garantir une bonne forme.

5. Échauffez-vous et refroidissez-vous correctement

L'échauffement est nécessaire pour préparer le corps au mouvement. Un échauffement augmente le flux sanguin vers les muscles, détend progressivement les articulations et réduit le risque de tensions et de tiraillements. Pour les débutants et les seniors, un échauffement peut consister en des étirements doux et de légers mouvements aérobiques comme des cercles de bras ou des rotations de chevilles. Se rafraîchir après l'exercice est tout aussi important pour détendre les muscles, réduire les raideurs et favoriser la récupération. Des étirements doux et des exercices de respiration profonde sont excellents pour se rafraîchir et réduire les douleurs musculaires post-entraînement.

6. Intégrez le repos et la récupération

Les débutants et les seniors peuvent avoir besoin de plus de temps pour récupérer en raison d'une résilience musculaire plus faible et de temps de guérison plus lents. Le surmenage du corps peut aggraver les symptômes de la sciatique, provoquant davantage d'inflammation et d'inconfort. Visez des séances d'exercice modérées avec un repos adéquat entre les entraînements et commencez avec un programme qui permet deux ou trois jours d'exercice par semaine. Augmenter progressivement la fréquence est plus durable et réduit le risque de revers.

7. Maintenir un environnement sûr

Il est essentiel de créer un environnement d'exercice sécuritaire, en particulier pour les personnes âgées qui risquent de tomber. Débarrassez la zone d'entraînement de tout encombrement, tel que des cordons, des tapis ou des objets en vrac, et assurez-vous que le sol n'est pas glissant. Une chaise solide ou une balustrade à proximité pour soutenir l'équilibre peut être bénéfique pour les débutants qui ont besoin d'une stabilité supplémentaire.

8. Utilisez un équipement de soutien

Les équipements de soutien, tels que les bandes de résistance, les poids légers ou les ballons de stabilité, peuvent aider les personnes âgées et les débutants à effectuer des exercices plus efficacement tout en réduisant la tension. Un tapis épais et antidérapant est également utile pour les exercices au sol. Une chaise avec dossier peut également assurer la stabilité de certains exercices assis, les rendant ainsi plus faciles à réaliser en toute sécurité.

9. Concentrez-vous sur la force et l'équilibre de base

Des muscles centraux faibles peuvent exercer une pression supplémentaire sur le bas du dos, aggravant ainsi la douleur sciatique. Les exercices de renforcement de base, tels que les inclinaisons du bassin ou les levées de genoux en position assise, aident à stabiliser la colonne vertébrale et à soulager la pression sur le nerf sciatique. L'intégration d'exercices d'équilibre simples, comme se tenir debout avec un pied légèrement surélevé, peut aider les personnes âgées à améliorer leur stabilité et à réduire leur risque de chute. Développer la force et l'équilibre de base non seulement soulage la sciatique, mais améliore également l'endurance physique globale.

10. Adaptez les exercices selon vos besoins

L'adaptation des exercices aux capacités individuelles est une considération de sécurité importante. De nombreux exercices peuvent être modifiés pour réduire leur amplitude de mouvement ou leur intensité, ce qui les rend plus adaptés aux personnes ayant une flexibilité ou une force limitée. Par exemple, si les étirements des ischio-jambiers debout sont trop intenses, essayez les étirements assis. Les débutants et les seniors doivent éviter de forcer leur corps dans des positions inconfortables, douloureuses ou hors de leur portée.

11. Pratiquez des techniques de respiration profonde

L'intégration de techniques de respiration dans les programmes d'exercices peut aider à gérer la douleur, à réduire le stress et à se détendre. La respiration profonde est particulièrement bénéfique pour les patients atteints de sciatique car elle détend le système nerveux et soulage les tensions dans le bas du dos. Une respiration contrôlée pendant l'exercice garantit un flux d'oxygène adéquat vers les muscles, réduisant ainsi la fatigue et maintenant les niveaux d'énergie.

12. Évitez les étirements excessifs et les mouvements extrêmes

Des étirements excessifs peuvent fatiguer les muscles et aggraver la douleur sciatique, en particulier chez les personnes dont les muscles du bas du dos et des jambes sont tendus. Les seniors et les débutants devraient viser des étirements légers à modérés qui ne provoquent pas de douleur. Les mouvements extrêmes de flexion et de torsion doivent également être évités car ils peuvent comprimer le nerf sciatique et exacerber les symptômes. Des étirements doux et progressifs sont plus efficaces et plus sûrs pour soulager la douleur au fil du temps.

13. Fixez-vous des objectifs réalistes et suivez vos progrès

Fixer des objectifs réalisables vous maintient motivé tout en vous permettant de suivre les améliorations des niveaux de flexibilité, de force et de douleur. Les débutants peuvent se fixer des objectifs aussi petits que de réaliser un ou deux exercices par séance et les augmenter progressivement au fil du temps. Suivre les progrès, comme la durée pendant laquelle vous pouvez tenir un étirement ou l'amélioration de votre flexibilité, est à la fois encourageant et utile pour déterminer si la routine d'exercice doit être ajustée.

14. Soyez patient et cohérent

Pour les seniors et les débutants, la cohérence est plus importante que l'intensité dans la gestion de la sciatique par l'exercice. Les résultats des exercices de soulagement de la sciatique sont souvent progressifs, alors soyez patient et engagez-vous dans une routine sans vous attendre à des résultats immédiats. Manquer une séance ici et là ne fera pas de mal, mais s'en tenir à un horaire cohérent se traduira par de meilleurs résultats à long terme.

15. Sachez quand vous arrêter

Il est essentiel de comprendre quand il est temps de faire une pause ou de s'arrêter complètement. Si un exercice provoque une douleur aiguë et soudaine, ou si les symptômes de la sciatique s'aggravent après certains mouvements, il est préférable de faire une pause et de réévaluer. Des étirements doux et des exercices de respiration peuvent apporter un soulagement sans exacerber les symptômes. Écoutez toujours votre corps et évitez de faire des exercices qui ne vous conviennent pas.

L'exercice pour soulager la sciatique peut être sûr et bénéfique pour les personnes âgées et les débutants s'il est effectué correctement. Tenir compte des limites personnelles, pratiquer une technique appropriée et maintenir un environnement sûr sont autant d'étapes nécessaires au développement d'une routine d'exercices efficace et à long terme. Avec de la patience et de la cohérence, ces précautions de sécurité peuvent vous aider à acquérir plus de force, de flexibilité et d'indépendance tout en soulageant votre douleur.

Liste de contrôle de l'équipement : ce dont vous avez besoin et pourquoi

Créer un environnement approprié pour les exercices de soulagement de la sciatique nécessite de disposer du matériel approprié. Bien que les exercices visant à soulager la sciatique ne nécessitent généralement pas d'équipement spécialisé, disposer de quelques outils de base peut améliorer considérablement la sécurité, le confort et l'efficacité. *Voici un aperçu détaillé de l'équipement nécessaire, de son rôle dans votre programme d'exercices et de la raison pour laquelle chaque pièce est importante pour tout le monde, en particulier pour les débutants et les seniors souffrant de sciatique.*

1. Tapis d'exercice

Un tapis d'exercice est une surface rembourrée et antidérapante qui vous permet d'effectuer en toute sécurité des étirements, des travaux de base et des exercices de renforcement. Les exercices de sciatique comprennent souvent des mouvements qui nécessitent de s'allonger, de s'agenouiller ou de s'asseoir sur le sol. Un tapis de qualité amortit les articulations sensibles telles que les genoux, les hanches et le dos, réduisant ainsi l'inconfort et le risque de blessures causées par les surfaces dures. De plus, le matériau antidérapant empêche le tapis de bouger, ce qui contribue à la stabilité lors des exercices de position debout ou d'équilibre.

2. Chaise de soutien avec une base stable

Une chaise robuste offre un support stable pour les exercices assis et debout. De nombreux exercices de soulagement de la sciatique destinés aux personnes âgées incluent des modifications qui peuvent être effectuées en position assise ou avec un support sur chaise. Des étirements tels que les exercices de torsion de la colonne vertébrale en position assise et d'équilibre debout, par exemple, peuvent être effectués en toute sécurité à l'aide d'une chaise stable. Recherchez une chaise sans roulettes et, idéalement, avec un dossier pour offrir un soutien supplémentaire. Cela réduit la tension sur le bas du dos et constitue un moyen sûr et facile d'améliorer la flexibilité et la force.

3. Bandes de résistance

Les bandes de résistance sont des bandes légères et extensibles qui offrent une résistance douce pendant les exercices. Les bandes de résistance peuvent aider à renforcer les muscles du bas du dos, du tronc et des jambes, qui sont essentiels au soulagement de la sciatique. Les bandes de résistance sont disponibles dans une variété de niveaux de tension, ce qui en fait un outil polyvalent pour augmenter progressivement le défi à mesure que vous développez votre force. Ils sont également extrêmement portables, ce qui les rend idéaux pour les entraînements à domicile ou pour une utilisation en déplacement. Pour renforcer les groupes musculaires clés, utilisez une bande de résistance avec des exercices tels que des levées de jambes, des abductions de hanche et des coquilles latérales.

4. Rouleaux en mousse ou balles de massage

Les rouleaux en mousse et les balles de massage sont des outils d'auto-massage qui favorisent la relaxation musculaire et la circulation sanguine. Rouler de la mousse ou utiliser une balle de massage peut aider à relâcher les muscles et les fascias tendus qui peuvent causer des douleurs sciatiques. Les muscles tendus des fessiers, des ischio-jambiers et du bas du dos peuvent exercer une pression sur le nerf sciatique. Rouler sur ces zones peut aider à réduire la tension musculaire et à augmenter la flexibilité, atténuant ainsi les symptômes de la sciatique. Les rouleaux en mousse sont excellents pour les muscles plus gros, tandis que les balles de massage sont idéales pour les zones plus petites et plus spécifiques telles que les fessiers ou le muscle piriforme, qui sont une cause fréquente de douleurs sciatiques.

5. Blocs de yoga

Les blocs de yoga ajoutent du soutien et de la hauteur à certaines poses et étirements, les rendant plus accessibles. Les blocs de yoga peuvent être extrêmement bénéfiques pour les personnes ayant une flexibilité ou une mobilité limitée. Ils vous permettent de vous étirer confortablement, réduisant ainsi le risque d'étirement excessif ou de tension. Par exemple, lors des étirements des ischio-jambiers, placez des blocs sous vos mains pour soutenir votre torse, réduisant ainsi la tension sur le bas du dos. Ils sont également parfaits pour les poses assises, car ils soulèvent les hanches et soulagent la pression sur le nerf sciatique.

6. Sangle d'étirement ou de yoga

Une sangle d'étirement ou de yoga peut vous aider à atteindre ou à maintenir des étirements, surtout si vous avez une flexibilité limitée. Une sangle peut vous aider à étendre votre portée en toute sécurité sur différents étirements sans exercer trop de pression sur le bas du dos. C'est utile pour les étirements des ischio-jambiers, par exemple en enroulant la sangle autour du pied et en tirant doucement pour approfondir l'étirement. Cela aide à soulager les tensions aux ischio-jambiers qui, si elles ne sont pas traitées, peuvent exacerber les symptômes de la sciatique.

7. Un petit ballon de stabilité ou un ballon Pilates

Un petit ballon de stabilité, généralement de 9 à 12 pouces de diamètre, est utilisé pour solliciter les muscles centraux et faciliter les exercices de force doux. Les balles de stabilité offrent un moyen unique d'activer en douceur et en toute sécurité les muscles centraux, ce qui est essentiel pour le soutien de la colonne vertébrale et le soulagement de la douleur sciatique. Par exemple, lorsque vous êtes assis, placez un petit ballon de stabilité derrière le bas de votre dos pour aider à soutenir et à engager votre tronc pendant les exercices. Ils sont également parfaits pour les pressions sur les genoux et les inclinaisons du bassin, qui font travailler les muscles du bas du dos et des hanches.

8. Serviette ou coussin

Les serviettes et les coussins sont de simples accessoires qui peuvent apporter confort ou soutien pendant l'exercice. Des serviettes et des coussins peuvent être utilisés pour fournir un rembourrage supplémentaire, en particulier pour les personnes âgées qui peuvent ressentir une gêne aux genoux, aux hanches ou au bas du dos. Par exemple, placer une serviette pliée sous vos genoux lors de certains étirements ou sous votre dos pour un soutien lombaire supplémentaire peut rendre les exercices plus confortables et moins stressants dans les zones sensibles. Ils peuvent également être utilisés pour fournir un soutien doux lors d'exercices assis, ou comme petit outil de résistance en pressant une serviette enroulée entre vos genoux.

9. Miroir

Un miroir vous aide à vérifier et à ajuster votre forme pendant l'exercice.
Pourquoi c'est important : Une bonne forme physique est essentielle pour les débutants, les seniors et toute personne novice dans des exercices spécifiques afin d'éviter les blessures et de garantir que chaque mouvement est efficace. Un miroir fournit un retour instantané sur la posture, l'alignement et la position du

corps. Par exemple, un miroir peut vous aider à éviter de vous fatiguer le dos ou de désaligner votre corps lorsque vous effectuez des exercices comme des planches ou des squats muraux.

10. Chaussures confortables et offrant un bon maintien

Des chaussures appropriées fournissent une base stable pour les exercices debout, réduisant ainsi le risque de glisser et de tomber. Les étirements et les mouvements impliquant le transfert de poids et l'équilibre sont fréquemment utilisés dans les exercices de soulagement de la sciatique. Les chaussures de soutien dotées de semelles antidérapantes réduisent le risque de blessure et offrent un soutien supplémentaire aux pieds, aux chevilles et au bas du corps. Des chaussures appropriées peuvent également soulager la pression sur le bas du dos et les jambes, réduisant ainsi la douleur sciatique.

Bonus : équipement en option

❖ ***Poids aux chevilles :*** Après avoir gagné en force, des poids aux chevilles peuvent être utilisés pour augmenter progressivement la difficulté des exercices pour les jambes.

❖ ***Barre ou rail d'entraînement portable :*** Une barre ou un rail sécurisé peut fournir un support pour les exercices d'équilibre, en particulier pour ceux qui travaillent sur la stabilité.

❖ *Minuterie ou Chronomètre :* Le suivi de la durée de l'exercice et des temps de repos vous permet de maintenir la cohérence tout en augmentant progressivement l'endurance.

Le bon équipement fait plus que simplement faciliter les exercices ; il améliore la sécurité, réduit l'inconfort et permet de tirer le meilleur parti de chaque mouvement. Chaque élément d'équipement de cette liste de contrôle contribue de manière unique au développement de la force, de la flexibilité et de la stabilité, qui sont tous nécessaires à la gestion de la sciatique et au rétablissement de l'indépendance.

Conseils pour sélectionner un équipement de qualité

Une routine d'exercices contre la sciatique confortable et efficace nécessite l'utilisation d'un équipement de haute qualité. Voici quelques conseils utiles pour vous aider à choisir les bons articles pour une utilisation à long terme tout en garantissant sécurité, durabilité et facilité d'utilisation :

1. Privilégiez la durabilité

Un équipement durable permet d'économiser de l'argent et assure la stabilité, en particulier pour les seniors et les débutants qui ont besoin d'un soutien constant. Choisissez des articles fabriqués à partir de matériaux de haute qualité, tels que des tapis en mousse épaisse, des bandes de résistance robustes et des chaises durables. Évitez les options fragiles qui s'useront rapidement ou se briseront sous la pression.

2. Choisissez des surfaces antidérapantes

Les surfaces antidérapantes sont essentielles à la stabilité, en particulier dans les exercices qui nécessitent des étirements, un équilibre ou un transfert de poids. Les textures ou revêtements antidérapants sur les tapis et autres équipements aident à prévenir les glissades et augmentent la sécurité. Les caractéristiques antidérapantes sont particulièrement utiles pour les exercices de stabilité ou pour ceux qui débutent et ont besoin d'une adhérence supplémentaire.

3. Assurer le confort et la conception ergonomique

Un équipement confortable et bien conçu peut soulager les zones sensibles telles que le bas du dos et les genoux, vous permettant ainsi de faire de l'exercice plus facilement. Sélectionnez des articles dotés de caractéristiques de confort, tels que des tapis rembourrés ou des poignées recouvertes de mousse sur des bandes de résistance. Choisissez des chaises avec des sièges et des dossiers confortables pour soutenir le corps pendant l'exercice.

4. Sélectionnez des options portables et peu encombrantes

Un équipement compact et portable facilite le maintien d'une routine domestique, en particulier lorsque vous travaillez dans un espace limité. Les chaises pliantes, les petites balles de stabilité et les bandes de résistance sont toutes légères et faciles à ranger. Envisagez des modèles pliables ou compacts qui vous permettent de ranger facilement votre équipement sans encombrer votre espace.

5. Vérifiez l'adaptabilité et la polyvalence

Les équipements réglables peuvent être adaptés à différents niveaux de forme physique et morphologies, vous permettant ainsi de progresser en toute sécurité. Certaines bandes de résistance sont livrées en ensembles avec différents niveaux de tension qui peuvent être désactivés à mesure que votre force augmente. Les blocs de yoga, par exemple, sont disponibles dans différentes tailles et peuvent être empilés pour un soutien supplémentaire.

6. Recherchez un entretien facile

Un équipement simple à nettoyer et à entretenir durera plus longtemps et vous aidera à maintenir un espace d'entraînement hygiénique. Choisissez des tapis lavables ou faciles à nettoyer, surtout s'ils seront utilisés sur la peau nue. Recherchez des rouleaux en mousse et des bandes de résistance résistants à l'eau ou enduits afin de pouvoir les nettoyer régulièrement.

7. Vérifiez le bon fonctionnement

Un équipement qui fonctionne bien permet des mouvements sûrs et contrôlés, essentiels pour soulager la douleur sciatique sans tension ni blessure. Assurez-vous que les bandes de résistance s'étirent uniformément sans se casser ni s'accrocher et que les rouleaux en mousse sont fermes mais pas trop rigides. Si possible, essayez les articles en magasin pour garantir leur douceur et leur facilité d'utilisation.

8. Tenez compte du poids et de la mobilité

Les équipements légers sont plus faciles à manipuler, en particulier pour les personnes âgées qui peuvent avoir besoin d'aide pour déplacer des objets ou aménager leur espace d'entraînement. Blocs de yoga légers, petites balles de stabilité et bandes de résistance faciles à transporter. Évitez les objets extrêmement lourds et difficiles à soulever ou à transporter en toute sécurité.

9. Recherchez des fonctionnalités d'assistance de haute qualité

Les caractéristiques de support de qualité améliorent le confort et la stabilité, en particulier dans les chaises et les tapis. Les chaises doivent être solides et avoir un dossier solide. Vérifier l'épaisseur et la densité des tapis ; un tapis plus épais offre un meilleur amorti pour les articulations tout en restant suffisamment ferme pour maintenir la stabilité pendant les exercices.

10. Évaluer les garanties des produits et les commentaires des clients

Les garanties et les avis clients fournissent des informations sur la durabilité et la qualité du produit. Recherchez les marques qui offrent des garanties ou des garanties, car cela indique souvent la confiance du fabricant dans son produit. De plus, lisez les avis des clients pour tirer des leçons des expériences des autres et identifier les problèmes courants.

En examinant attentivement ces conseils lors de l'achat d'équipement, vous serez mieux préparé à sélectionner les articles adaptés à votre niveau de forme physique, à vos besoins physiques et à votre espace d'entraînement. Avoir les bons outils aide à créer un environnement favorable et confortable, ce qui facilite le respect de vos exercices de soulagement de la sciatique au fil du temps.

Conseils Pour Créer Un Espace D'entraînement Confortable À La Maison

Créer un espace d'entraînement confortable à la maison est essentiel pour que votre routine d'exercice soit sûre, motivante et agréable. Pour les personnes souffrant de problèmes tels que la sciatique ou des problèmes de mobilité, disposer d'un espace bien préparé peut améliorer à la fois l'efficacité et la sécurité. *Voici quelques conseils importants à prendre en compte lors de l'aménagement de votre espace d'entraînement à domicile :*

1. Choisissez le bon emplacement

Choisissez un endroit de votre maison où vous pourrez faire de l'exercice sans interruption. Un espace désigné vous permet de ranger le matériel nécessaire tout en développant l'habitude d'utiliser l'espace régulièrement. Cela peut être une pièce libre, un coin du salon ou même une partie du garage.

Assurez-vous que la zone est suffisamment grande pour accueillir tous les exercices de votre routine. Pour éviter les blessures, assurez-vous d'avoir suffisamment d'espace pour étirer vos bras, vous allonger et étendre vos jambes sans heurter les murs ou les meubles. Si possible, choisissez une pièce avec des fenêtres pour laisser entrer la lumière naturelle et l'air frais. Un bon éclairage améliore l'humeur et l'air frais évite que la pièce ne soit étouffante. Si les fenêtres ne sont pas disponibles, envisagez d'utiliser un éclairage artificiel lumineux et un purificateur d'air ou un ventilateur pour faire circuler l'air.

2. Créez une surface de sol confortable

La sécurité est essentielle, en particulier pour les seniors et les débutants qui peuvent avoir des problèmes d'équilibre. Choisissez un revêtement de sol avec une surface stable et antidérapante. Le bois franc, les revêtements de sol en caoutchouc et les tapis d'exercice sont tous de bonnes options. Si votre sol est dur, utilisez des tapis d'exercice pour fournir un amorti supplémentaire, en particulier pour les exercices qui nécessitent de s'allonger ou de s'asseoir sur le sol. Les tapis avec un rembourrage supplémentaire peuvent également protéger vos genoux, vos hanches et votre colonne vertébrale pendant l'exercice, réduisant ainsi l'impact et l'inconfort.

Si vous avez des tapis ou des moquettes dans votre zone d'entraînement, assurez-vous qu'ils ne glissent pas. Des patins antidérapants ou des bandes adhésives sous les tapis peuvent aider à les maintenir en place et à éviter les glissades accidentelles lors du déplacement.

3. Organisez l'équipement essentiel pour plus de commodité

Garder votre configuration simple avec uniquement le nécessaire peut l'aider à se sentir moins encombrée et plus fonctionnelle. Un entraînement contre la sciatique peut nécessiter des bandes de résistance, des haltères, une chaise de soutien et un tapis de yoga. Les solutions de rangement, telles que des étagères, des paniers ou des armoires, peuvent aider à garder l'équipement organisé et à l'écart lorsqu'il n'est pas utilisé. Pensez à utiliser un petit support de poids ou un panier pour ranger les bandes de résistance et les tapis.

Les objets tels que les rouleaux en mousse, les sangles ou les coussins doivent être facilement accessibles, surtout si vous en avez besoin pendant un exercice. Les avoir à portée de main permet à votre entraînement de se poursuivre sans interruption et réduit la tension due à la flexion ou à l'atteinte.

4. Prioriser la sécurité et l'accessibilité

Assurez-vous qu'il n'y a pas de bords tranchants, de coins de meubles ou de décorations basses qui pourraient gêner le mouvement. Désencombrez la zone pour pouvoir vous déplacer librement tout en réduisant le risque de trébucher. Pour plus d'équilibre et de sécurité, gardez une chaise ou un mur solide à proximité si vous vous sentez instable. Ceci est particulièrement utile pour les seniors et les débutants car cela renforce la confiance et le soutien lors des exercices d'équilibre.

Lorsque vous effectuez des exercices qui nécessitent de s'allonger ou de travailler au sol, l'utilisation de tapis épais ou le placement de coussins supplémentaires à proximité peuvent offrir une protection et un confort supplémentaires.

5. Optimiser l'éclairage et la température

Un éclairage adéquat est nécessaire non seulement pour la sécurité, mais également pour maintenir un environnement énergétique. La lumière naturelle est préférable, mais si cela n'est pas possible, utilisez un éclairage LED brillant. Ajustez l'éclairage pour éviter les ombres, qui peuvent donner l'impression que l'espace est exigu ou peu accueillant. S'entraîner à la bonne température permet d'éviter l'inconfort et la surchauffe. Gardez un ventilateur, un climatiseur ou un radiateur à portée de main pour maintenir une température confortable pendant votre entraînement.

Les miroirs peuvent aider les débutants à vérifier leurs formes et à garantir que les exercices sont effectués correctement et en toute sécurité. Un miroir sur toute la longueur placé là où vous pouvez voir vos mouvements peut améliorer l'alignement et la confiance.

6. Créez une atmosphère invitante et apaisante

Des citations de motivation, un tableau de vision ou des photos de lieux que vous appréciez peuvent vous aider à rester motivé et concentré sur vos objectifs. L'ajout de quelques plantes peut aider à purifier l'air tout en créant une atmosphère calme et naturelle. Ceci est particulièrement réconfortant si vos exercices sont centrés sur la relaxation et le soulagement de la douleur. Si vous appréciez certains parfums, essayez d'utiliser un diffuseur d'huiles essentielles comme la lavande ou l'eucalyptus. L'aromathérapie peut vous aider à vous détendre et à développer une association positive avec votre espace d'entraînement.

7. Configurer un appareil pour des entraînements guidés et de la musique

Si vous utilisez des entraînements guidés ou des didacticiels vidéo, placez une tablette, un ordinateur portable ou un téléviseur là où vous pouvez facilement les voir. Placez-le au niveau des yeux pour éviter de vous fatiguer le cou pendant l'exercice. La musique peut augmenter l'énergie et rendre l'exercice plus agréable. Pensez à installer un petit haut-parleur dans votre zone d'entraînement ou à porter des écouteurs si vous êtes dans un espace partagé. La musique avec un rythme régulier est idéale pour suivre le rythme, tandis qu'une musique relaxante peut aider avec des étirements plus lents et plus ciblés.

8. Planifiez vos besoins après l'entraînement

Rester hydraté nécessite de garder une bouteille d'eau à portée de main. Une serviette peut également être utile pour évacuer la transpiration pendant ou après une séance d'entraînement. Réservez une petite zone avec un rouleau en mousse, une sangle d'étirement ou même une chaise confortable pour vous rafraîchir et vous étirer après votre entraînement. Cet espace peut être utilisé pour des exercices de relaxation douce, bénéfiques pour le corps et l'esprit. Pour ceux qui souffrent de douleurs chroniques, garder un sac de glace ou un coussin chauffant à portée de main peut apporter un soulagement immédiat en cas d'inconfort pendant la séance.

9. Ajustez la mise en page si nécessaire pour plus de flexibilité

À mesure que vous vous habituerez à votre routine d'entraînement, vous souhaiterez peut-être modifier la disposition. Si vous ajoutez de nouveaux exercices ou équipements, assurez-vous que votre configuration permet des transitions fluides entre les activités. Selon la saison, vous aurez peut-être besoin de plus ou moins de circulation d'air et d'éclairage. Ajustez les ventilateurs, les radiateurs et les rideaux selon vos besoins pour que votre espace d'entraînement reste confortable toute l'année.

10. Établissez des limites en matière de concentration et de confidentialité

Si vous vivez avec d'autres personnes, discutez de votre programme d'entraînement et demandez du temps ininterrompu dans l'espace. Cela vous permet de rester concentré et complètement engagé dans votre routine. Si votre zone d'entraînement fait partie d'un espace partagé, envisagez d'utiliser des séparateurs visuels tels qu'un paravent ou un tapis pour délimiter la zone d'entraînement. Cela aide à séparer mentalement votre espace d'exercice du reste de votre maison, le rendant ainsi plus dédié et utile.

La mise en place d'un espace d'entraînement dédié, confortable et pratique à la maison crée un environnement qui favorise votre parcours de santé. La bonne configuration facilite non seulement le respect de votre routine, mais garantit également que chaque entraînement est sûr et amusant.

CHAPITRE 3 : EXERCICES D'ÉCHAUFFEMENT DOUX POUR UN MOUVEMENT SÉCURISÉ

L'importance De S'échauffer Pour Prévenir Les Dommages

L'échauffement est une partie importante de toute routine d'exercice et peut aider à prévenir les blessures, en particulier pour les personnes souffrant de maladies préexistantes ou qui commencent un nouveau programme d'entraînement. Lorsqu'elle est effectuée correctement, une séance d'échauffement prépare le corps à une activité plus intense, réduit le risque de tension et améliore les performances globales. Une routine d'échauffement est essentielle pour les personnes souffrant de maladies telles que la sciatique, ainsi que pour celles qui sont plus âgées et peuvent être plus sujettes aux blessures.

Qu'est-ce qu'un échauffement ?

Un échauffement est une phase préparatoire de faible intensité qui a lieu avant de commencer l'exercice principal ou la routine d'entraînement. Il s'agit généralement de mouvements doux, d'étirements dynamiques et d'exercices de respiration conçus pour augmenter progressivement la fréquence cardiaque, le flux sanguin et la mobilité articulaire. Les échauffements visent à préparer progressivement et systématiquement le corps à une activité physique plus intense, permettant aux muscles, aux tendons et aux articulations de s'adapter et de se préparer aux défis à venir. Un bon échauffement peut durer de 5 à 15 minutes, selon les besoins de l'individu, son niveau de forme physique et l'exercice ultérieur.

Avantages physiologiques de l'échauffement

1. **Améliore la circulation sanguine et l'apport d'oxygène :** Lorsque vous commencez une routine d'échauffement, votre fréquence cardiaque augmente, ce qui augmente le flux sanguin vers les muscles. Cette circulation sanguine accrue garantit que davantage d'oxygène atteint les tissus musculaires. Plus d'oxygène prépare les muscles à supporter un effort plus important, réduisant ainsi le risque de foulures ou de blessures. Par exemple, des mouvements dynamiques tels que des cercles de bras, des balancements de jambes et des marches douces augmentent progressivement la fréquence cardiaque, améliorant ainsi la circulation sanguine sans exercer de pression excessive sur le corps.

2. **Augmente la température musculaire :** L'échauffement augmente également la température musculaire, ce qui améliore les performances et aide à prévenir les blessures. Les muscles plus chauds sont plus élastiques et moins sujets aux

déchirures ou aux tensions lors des étirements et de l'entraînement en force. Lorsque la température musculaire augmente, l'élasticité des fibres musculaires augmente, leur permettant de s'étirer et de se contracter plus efficacement. Cette flexibilité accrue réduit le risque de blessures aux tendons et aux ligaments, car ils peuvent mieux répondre aux mouvements brusques ou intenses.

3. **Améliore la production de liquide synovial :** La mobilité articulaire est un autre facteur important pour éviter les blessures. Lors d'un échauffement, le corps produit davantage de liquide synovial, qui lubrifie les articulations et réduit la friction entre les os. Cette lubrification permet aux articulations de bouger plus facilement et réduit le risque de blessures articulaires, en particulier lors d'exercices nécessitant de se pencher, de se tordre ou de se soulever. Pour ceux qui souffrent de sciatique ou de douleurs lombaires, un système articulaire bien lubrifié permet une plus grande mobilité et moins d'inconfort.

Avantages neuromusculaires de l'échauffement

1. **Améliore la coordination et l'activation musculaire :** Une séance d'échauffement active les muscles qui seront utilisés lors de l'entraînement à venir, leur permettant de s'engager pleinement et de fonctionner comme une unité. Lorsque les muscles sont activés, ils peuvent mieux coordonner leurs mouvements, ce qui est particulièrement bénéfique dans les

exercices qui nécessitent équilibre, stabilité et contrôle. Les exercices d'échauffement comprennent souvent des étirements dynamiques qui imitent les mouvements d'entraînement principaux mais à un rythme plus lent, permettant au système nerveux de se familiariser avec les mouvements et d'améliorer la mémoire musculaire.

2. **Prépare le système nerveux :** Le système nerveux joue un rôle important dans la coordination et la réponse des mouvements. L'échauffement stimule progressivement le système nerveux, permettant au cerveau et aux muscles de communiquer plus efficacement. Cette stimulation améliore les réflexes, l'équilibre et les temps de réaction, tous nécessaires pour éviter les faux pas, les chutes ou les torsions inattendues qui pourraient provoquer des blessures. L'échauffement permet également au cerveau de se préparer mentalement aux exigences de l'exercice, ce qui aide à concentrer son attention sur la forme et la technique correctes.

Avantages psychologiques de l'échauffement

1. **Améliore la concentration mentale et la préparation :** Un échauffement se concentre non seulement sur la préparation physique mais aussi sur la préparation mentale. L'échauffement vous permet de vous concentrer sur l'entraînement à venir, de vider votre esprit et de vous engager pleinement dans chaque mouvement. Ce niveau de concentration est particulièrement bénéfique pour les

débutants et les personnes souffrant de douleurs chroniques, car il les aide à prendre confiance et à prendre conscience de leur corps.

2. **Réduit l'anxiété et augmente la confiance** : Un échauffement peut aider les personnes qui débutent dans l'exercice ou qui se remettent d'une blessure à se sentir plus en contrôle et à se familiariser avec leur environnement. Commencer par des mouvements doux et à faible impact réduit l'anxiété liée à l'activité physique et renforce la confiance dans sa capacité à terminer les exercices sans causer de douleur ni de nouvelle blessure. Les individus se sentent plus en confiance pour tenter les exercices principaux lorsque leurs muscles sont préparés et que les mouvements sont pratiqués à un rythme plus lent.

L'échauffement n'est pas une étape facultative, mais plutôt un élément essentiel d'un exercice sûr et efficace. Il prépare physiquement le corps en augmentant la circulation, en augmentant la température musculaire et en activant le système nerveux, tout en apportant des avantages psychologiques tels qu'une concentration et une confiance accrues. Pour les débutants, les seniors et les personnes souffrant de sciatique, un échauffement peut faire la différence entre un entraînement réussi et analgésique et un entraînement dangereux. Qu'il s'agisse d'une simple séance d'étirements ou d'une routine cardio légère, les échauffements sont essentiels pour éviter les blessures et tirer le meilleur parti de chaque séance d'exercice.

Conséquences Du Fait De Sauter L'échauffement

Sauter un échauffement peut entraîner divers problèmes physiques et de performances. Voici quelques-unes des principales conséquences qui peuvent résulter du fait de se lancer directement dans une routine d'exercice sans préparation adéquate :

1. Risque plus élevé de tensions et de déchirures musculaires : les muscles froids n'ont pas l'élasticité et la flexibilité des muscles échauffés, ce qui les rend plus sensibles aux déchirures ou aux tensions inattendues. Les muscles deviennent raides et facilement étendus sans échauffement, en particulier lors de mouvements intenses ou rapides.

2. Risque accru de blessures aux articulations : les articulations nécessitent une lubrification pour bouger en douceur, ce qui est accompli en augmentant la production de liquide synovial pendant un échauffement. Sans cela, les articulations peuvent se raidir, augmentant ainsi le risque d'entorses, en particulier au niveau des genoux, des hanches et des chevilles. Les blessures articulaires peuvent être particulièrement difficiles pour les personnes âgées ou celles souffrant de maladies telles que la sciatique, car la récupération peut prendre plus de temps et entraîner des problèmes de mobilité supplémentaires.

3. Amplitude de mouvement et flexibilité réduites : un échauffement détend les muscles et les ligaments, augmentant ainsi la flexibilité et l'amplitude de mouvement. Sans cela, le corps peut se sentir tendu, limitant les performances, réduisant l'efficacité des mouvements et augmentant le risque d'étirements excessifs ou de tensions.

4. Mauvaise coordination et équilibre : Le système nerveux est essentiel à la coordination des mouvements. Un échauffement stimule ce système, améliorant ainsi la coordination musculaire et le temps de réaction. Sauter cette étape peut entraîner une perte d'équilibre et de contrôle, ce qui peut entraîner des faux pas, des glissades ou des chutes involontaires, particulièrement dangereux pour les débutants et les seniors.

5. Endurance réduite et fatigue précoce : L'échauffement prépare les muscles à une production d'énergie efficace, nécessaire au maintien de l'endurance pendant l'exercice. Sauter cette étape peut provoquer une fatigue prématurée, rendant l'entraînement plus intense que nécessaire et potentiellement le raccourcissant.

6. Augmentation de la fréquence cardiaque et respiratoire : un échauffement augmente progressivement la fréquence cardiaque et prépare le système cardiovasculaire à l'exercice. Sans cette préparation, une personne peut ressentir des pics

soudains et inconfortables de la fréquence cardiaque ou de la respiration, ce qui peut provoquer des étourdissements, un essoufflement et, dans certains cas, des tensions cardiaques.

7. Récupération retardée et douleur accrue : L'échauffement réduit l'accumulation d'acide lactique dans les muscles en préparant progressivement le corps à l'activité physique. Sans cela, les muscles sont plus susceptibles de se sentir endoloris et raides après l'exercice, ce qui entraîne des temps de récupération plus longs et un inconfort, en particulier pour les personnes souffrant de problèmes musculaires.

8. Manque de préparation mentale et diminution de la concentration : sauter l'échauffement a un impact sur la préparation mentale. Un échauffement approprié améliore la concentration mentale, établit une bonne forme et renforce la confiance pour l'entraînement à venir. Sans cela, il est facile de se sentir pressé, flou ou distrait, ce qui augmente la probabilité d'utiliser une mauvaise technique et de risquer d'autres blessures.

Sauter un échauffement peut augmenter le risque de blessure, d'inconfort et même de mauvaises performances. Prendre le temps de bien s'échauffer garantit un entraînement plus sûr et plus efficace avec de meilleurs résultats et des bienfaits à long terme pour la santé.

Routines D'échauffement Simples Pour Relâcher Les Muscles Tendus

1. Marcher sur place (2 à 3 minutes)

Marcher sur place est un moyen simple d'augmenter votre fréquence cardiaque et de faire circuler le sang dans tout le corps.

1. Tenez-vous droit, les pieds écartés à la largeur des hanches.
2. Soulevez un genou au niveau de la hanche, puis passez à l'autre jambe dans un mouvement de marche.
3. Balancez vos bras naturellement à chaque marche.
4. Continuez pendant 2 à 3 minutes, en vous concentrant sur des mouvements fluides et contrôlés.

2. Cercles de bras (1 à 2 minutes)

Les cercles de bras aident à détendre les muscles des épaules, du haut du dos et du cou.

1. Étendez vos bras sur les côtés à hauteur d'épaule.
2. Commencez à faire de petits cercles avec vos bras, en augmentant progressivement la taille des cercles.
3. Faites cela pendant environ 30 secondes dans une direction, puis changez de direction.
4. Répétez deux fois pour chaque direction.

3. Étirement chat-vache (1 à 2 minutes)

Cet étirement doux, souvent utilisé en yoga, permet de mobiliser la colonne vertébrale et de détendre les muscles du bas du dos.

1. Commencez à quatre pattes, avec vos poignets sous vos épaules et vos genoux sous vos hanches.
2. Inspirez en cambreant le dos, en laissant tomber votre ventre vers le sol et en soulevant votre poitrine et votre coccyx (pose de la vache).
3. Expirez en contournant votre colonne vertébrale, en rentrant votre menton contre votre poitrine et en ramenant votre nombril vers votre colonne vertébrale (Cat Pose).
4. Continuez à vous déplacer entre le chat et la vache pendant 1 à 2 minutes, en vous déplaçant lentement à chaque respiration.

4. Balançoires de jambes (1 à 2 minutes)

Les balancements des jambes aident à relâcher les fléchisseurs de la hanche, les ischio-jambiers et le bas du dos.

1. Tenez-vous près d'un mur ou d'une chaise pour vous soutenir.
2. Balancez une jambe vers l'avant et vers l'arrière dans un mouvement contrôlé, en gardant le haut de votre corps stable.
3. Faites 10 à 15 balançoires sur chaque jambe.

4. Ensuite, tournez-vous face au mur ou à la chaise et balancez chaque jambe d'un côté à l'autre pour 10 à 15 balançoires par jambe.

5. Haussements d'épaules (1 à 2 minutes)

Les haussements d'épaules soulagent les tensions dans les épaules et le cou.

1. Tenez-vous debout ou asseyez-vous confortablement, les bras détendus à vos côtés.
2. Inspirez profondément en soulevant les deux épaules vers vos oreilles.
3. Expirez en relâchant vos épaules.
4. Répétez pendant 1 à 2 minutes, en gardant le mouvement lent et contrôlé.

6. Torsions douces du torse (1 à 2 minutes)

Les torsions du torse détendent le bas du dos et les côtés, préparant ainsi le tronc au mouvement.

1. Tenez-vous debout, les pieds écartés à la largeur des hanches et les mains sur les hanches.
2. Tournez lentement votre torse vers la droite, puis vers la gauche.
3. Gardez vos hanches tournées vers l'avant et tournez-vous à partir de la taille.

4.   Effectuez 10 à 15 torsions de chaque côté.

7. Cercles de cheville (1 à 2 minutes)

Les cercles de chevilles sont parfaits pour échauffer les chevilles et les mollets, particulièrement utiles avant les exercices impliquant la position debout ou l'équilibre.

1.   Asseyez-vous ou debout et soulevez légèrement un pied du sol.
2.   Faites lentement pivoter votre cheville dans le sens des aiguilles d'une montre pendant 10 à 15 cercles.
3.   Changez de direction et faites 10 à 15 cercles dans le sens inverse des aiguilles d'une montre.
4.   Répétez avec l'autre pied.

8. Étirement du genou à la poitrine (1 à 2 minutes)

Cet étirement doux libère les tensions dans le bas du dos, les fessiers et les hanches.

1.   Allongez-vous sur le dos, les jambes étendues.
2.   Amenez lentement un genou vers votre poitrine, en le serrant avec les deux mains.
3.   Maintenez l'étirement pendant 15 à 20 secondes, puis passez à l'autre jambe.
4.   Répétez 2 à 3 fois de chaque côté.

9. Inclinaisons pelviennes (1 à 2 minutes)

Les inclinaisons pelviennes aident à activer le tronc et à étirer le bas du dos, ce qui les rend excellentes pour soulager la sciatique.

1. Allongez-vous sur le dos, les genoux pliés et les pieds à plat sur le sol.
2. Appuyez lentement le bas de votre dos contre le sol en inclinant votre bassin vers le haut.
3. Tenez quelques secondes, puis relâchez.
4. Répétez ce mouvement 10 à 15 fois, en vous déplaçant lentement.

10. Étirements latéraux (1 à 2 minutes)

Les étirements latéraux aident à ouvrir les côtés du corps, à étirer les obliques et à assouplir la cage thoracique.

1. Tenez-vous debout, les pieds écartés à la largeur des hanches et les bras le long du corps.
2. Atteignez un bras vers le haut et vers le côté opposé, en pliant doucement la taille.
3. Maintenez la position quelques secondes, puis passez de l'autre côté.
4. Répétez 10 à 15 fois de chaque côté.

Chacun de ces exercices d'échauffement est conçu pour cibler différents groupes musculaires, améliorer la mobilité des articulations et augmenter la circulation, aidant ainsi à préparer le corps au mouvement et à réduire le risque de blessure.

CHAPITRE 4 : EXERCICES SIMPLES POUR LE SOULAGEMENT DE LA SCIATIQUE

Avant de commencer des exercices de traitement de la sciatique, prenez une minute pour vérifier avec vous-même et évaluer votre état. La sciatique est une maladie complexe qui varie considérablement d'une personne à l'autre, avec des symptômes allant d'un inconfort mineur à une agonie sévère. Comprendre les limites de votre propre corps est essentiel. Si vous ressentez un inconfort extrême, un engourdissement ou une faiblesse, cela peut indiquer que votre problème nécessite un traitement plus individualisé ou une intervention médicale. Prendre des notes sur vos symptômes, leur intensité et tout déclencheur peut vous aider à mieux transmettre vos besoins à un expert en soins de santé.

Avant de commencer tout programme d'entraînement contre la sciatique, consultez un spécialiste de la santé, tel qu'un physiothérapeute, un chiropracteur ou un médecin. Un consultant peut évaluer votre cas spécifique, identifier les raisons sous-jacentes de votre sciatique et vous proposer un plan personnalisé pour traiter efficacement vos symptômes. Bien que de nombreux exercices de base soient bénéfiques pour la plupart des gens, certains mouvements peuvent ne pas convenir à des types spécifiques de sciatique, comme celles provoquées par une hernie discale, une sténose vertébrale ou le syndrome du piriforme. Un expert en soins de santé peut garantir que les séances d'entraînement que vous entreprenez n'aggravent pas votre état et peut vous aider à prévenir les dommages.

Une approche personnalisée du soulagement de la sciatique examinera non seulement les muscles et les emplacements exacts à l'origine de votre douleur, mais également votre état de santé général, votre mobilité et votre condition physique. Les personnes âgées et les personnes souffrant d'autres problèmes de santé, par exemple, peuvent avoir besoin de modifier leurs entraînements ou de bénéficier d'une aide supplémentaire pour accomplir certaines activités en toute sécurité. En revanche, les personnes plus jeunes ou plus actives physiquement pourraient bénéficier d'activités plus vigoureuses. Travailler avec un professionnel garantit que vos activités sont adaptées à vos besoins spécifiques en matière de guérison et que vous ne causez pas plus de mal que de bien. De plus, un consultant peut vous conseiller sur le moment où poursuivre des entraînements plus complexes et quand vous reposer, garantissant ainsi une récupération constante et sans revers.

1. Planches

Instructions :

1. Commencez par vous allonger face contre terre, les avant-bras à plat sur le sol et les coudes directement sous vos épaules.
2. Soulevez votre corps en gardant votre corps en ligne droite de la tête aux talons.

3. Engagez votre corps et évitez de laisser vos hanches s'affaisser ou se soulever.
4. Maintenez cette position le plus longtemps possible, en visant 20 à 30 secondes, et augmentez progressivement la durée.
5. Gardez votre respiration régulière et contrôlée tout au long de la prise.

2. Élévations des mollets debout

Instructions :

1. Tenez-vous debout, les pieds écartés à la largeur des hanches, en vous assurant que vous êtes sur une surface plane et ferme.
2. Levez lentement vos talons aussi haut que possible, en vous tenant en équilibre sur la pointe de vos pieds.
3. Tenez un moment en haut, puis redescendez lentement.
4. Effectuez 10 à 15 répétitions et répétez l'opération pendant 2 à 3 séries.

3. Abduction de la hanche

Instructions :

1. Tenez-vous droit avec un mur ou une chaise pour vous soutenir.

2. Soulevez une jambe sur le côté, en la gardant droite et en maintenant une bonne posture.
3. Tenez pendant une seconde, puis ramenez la jambe à la position de départ.
4. Effectuez 10 à 15 répétitions sur chaque jambe, en visant 2 à 3 séries.

4. Exercice à clapet

Instructions :

1. Allongez-vous sur le côté, les genoux pliés à un angle de 90 degrés et les pieds empilés.
2. Gardez votre bassin stable lorsque vous soulevez le genou supérieur tout en gardant les pieds joints.
3. Faites une pause en haut, puis abaissez lentement le genou.
4. Effectuez 10 à 15 répétitions de chaque côté, en complétant 2 à 3 séries.

5. Glissières de talon

Instructions :

1. Allongez-vous sur le dos, les genoux pliés et les pieds à plat sur le sol.

2. Faites glisser lentement un talon loin de votre corps, en redressant la jambe autant que possible.
3. Faites glisser le talon vers la position de départ.
4. Alternez les jambes et effectuez 10 à 15 répétitions pour chaque jambe, en effectuant 2 à 3 séries.

6. Torsion vertébrale assise

Instructions :

1. Asseyez-vous sur une chaise, les pieds à plat sur le sol et le dos droit.
2. Tournez votre torse d'un côté, en atteignant la main opposée vers le dossier de la chaise.
3. Maintenez la position pendant 15 à 30 secondes, puis changez de côté.
4. Répétez 2 à 3 fois de chaque côté.

7. Genou contre l'épaule opposée

Instructions :

1. Allongez-vous sur le dos, les genoux pliés et les pieds à plat sur le sol.
2. Amenez un genou vers l'épaule opposée en le tenant à deux mains.

3. Maintenez l'étirement pendant 15 à 30 secondes, puis revenez à la position de départ.
4. Répétez 2 à 3 fois de chaque côté.

8. Tenez-vous sur une jambe

Instructions :

1. Tenez-vous droit et déplacez votre poids sur une jambe.
2. Soulevez l'autre jambe du sol et maintenez la position pendant 20 à 30 secondes.
3. Concentrez-vous sur le maintien de votre corps stable et équilibré.
4. Répétez 2 à 3 fois pour chaque jambe.

9. Boucles des ischio-jambiers

Instructions :

1. Tenez-vous droit, les pieds écartés à la largeur des hanches, en vous tenant à une chaise solide pour garder l'équilibre.
2. Pliez lentement un genou en ramenant votre talon vers vos fessiers.
3. Tenez pendant une seconde, puis abaissez la jambe.
4. Effectuez 10 à 15 répétitions sur chaque jambe, en répétant 2 à 3 séries.

10. Pompes murales

Instructions :

1. Tenez-vous à quelques mètres d'un mur et placez vos mains dessus à hauteur d'épaule.
2. Abaissez votre corps vers le mur en pliant les coudes, en gardant votre corps en ligne droite.
3. Revenez à la position de départ en tendant les bras.
4. Effectuez 10 à 15 répétitions en complétant 2 à 3 séries.

11. Planches latérales

Instructions :

1. Allongez-vous sur le côté avec votre avant-bras sur le sol et votre coude directement sous votre épaule.
2. Soulevez vos hanches du sol en formant une ligne droite de la tête aux talons.
3. Maintenez la position pendant 15 à 30 secondes, puis changez de côté.
4. Répétez 2 à 3 fois de chaque côté.

12. Étirement des quadriceps

Instructions :

1. Tenez-vous droit et saisissez votre cheville derrière vous, en tirant votre talon vers vos fessiers.
2. Gardez vos genoux rapprochés et évitez de cambrer le dos.
3. Maintenez l'étirement pendant 15 à 30 secondes, puis répétez de l'autre côté.
4. Effectuez 2-3 séries par jambe.

13. Étirements du bas du dos

Instructions :

1. Allongez-vous sur le dos, les genoux pliés et les pieds à plat sur le sol.
2. Tirez lentement les deux genoux vers votre poitrine, en les tenant avec vos mains.
3. Tenez pendant 15 à 30 secondes, puis relâchez.
4. Répétez 2 à 3 fois.

14. Étirement des ischio-jambiers debout

Instructions :

1. Tenez-vous droit avec une jambe tendue devant vous et votre talon au sol.
2. Penchez-vous lentement en avant à partir de vos hanches tout en gardant le dos droit.
3. Maintenez l'étirement pendant 15 à 30 secondes, puis changez de jambe.
4. Répétez 2 à 3 fois par jambe.

15. Pompes sujettes

Instructions :

1. Allongez-vous sur le ventre, les mains posées à plat sur le sol sous vos épaules.
2. Poussez avec vos bras en cambrant légèrement le dos tout en gardant vos hanches au sol.
3. Maintenez la position pendant quelques secondes, puis redescendez.
4. Effectuez 10 à 15 répétitions en complétant 2 à 3 séries.

16. Exercice de pont

Instructions :

1. Allongez-vous sur le dos, les genoux pliés et les pieds à plat sur le sol, écartés à la largeur des hanches.
2. Appuyez sur vos talons et soulevez vos hanches vers le plafond, formant une ligne droite allant de vos épaules à vos genoux.
3. Tenez pendant 1 à 2 secondes en haut, puis abaissez lentement vos hanches.
4. Répétez l'opération pour 10 à 15 répétitions, en complétant 2 à 3 séries.

17. Squats muraux

Instructions :

1. Tenez-vous dos contre un mur et vos pieds à quelques centimètres devant vous.
2. Faites glisser lentement votre dos le long du mur, en pliant vos genoux pour former un angle de 90 degrés.
3. Maintenez le squat pendant 10 à 30 secondes, puis revenez lentement debout.
4. Effectuez 10 à 15 répétitions pour 2 à 3 séries.

18. Élévations de jambes droites

Instructions :

1. Allongez-vous sur le dos, les jambes étendues et les bras le long du corps.
2. Soulevez lentement une jambe vers le haut, en la gardant engagée et en évitant de cambrer le dos.
3. Tenez pendant une seconde en haut, puis abaissez la jambe.
4. Effectuez 10 à 15 répétitions pour chaque jambe, en répétant pendant 2 à 3 séries.

19. Étirements fessiers

Instructions :

1. Allongez-vous sur le dos, les genoux pliés et les pieds à plat sur le sol.
2. Croisez une cheville sur le genou opposé pour former une forme en quatre.
3. Tirez doucement la jambe non croisée vers votre poitrine pour étirer les fessiers.
4. Maintenez la position pendant 15 à 30 secondes, puis changez de côté.
5. Répétez 2 à 3 fois de chaque côté.

20. Pose chat-vache

Instructions :

1. Commencez à quatre pattes avec vos mains directement sous vos épaules et vos genoux sous vos hanches.
2. Inspirez et cambrez le dos (pose de la vache), en soulevant votre coccyx et en levant les yeux.
3. Expirez et arrondissez votre dos (pose du chat), en rentrant votre menton et votre coccyx.
4. Répétez l'opération pendant 10 à 15 tours, en douceur entre les poses.

21. Étirement du piriforme

Instructions :

1. Allongez-vous sur le dos, les genoux pliés et les pieds à plat sur le sol.
2. Croisez une jambe sur l'autre en plaçant votre cheville sur le genou opposé.
3. Tirez doucement la jambe non croisée vers votre poitrine pour étirer le muscle piriforme.
4. Maintenez la position pendant 15 à 30 secondes, puis changez de côté.
5. Effectuez 2-3 répétitions de chaque côté.

22. Étirement des ischio-jambiers en position couchée

Instructions :

1. Allongez-vous sur le dos avec une jambe étendue et l'autre pliée.
2. Tenez la jambe tendue derrière la cuisse ou le mollet et tirez-la doucement vers vous pour étirer les ischio-jambiers.
3. Tenez pendant 15 à 30 secondes, puis changez de jambe.
4. Répétez 2 à 3 fois par jambe.

23. Étirement de l'intérieur de la cuisse

Instructions :

1. Asseyez-vous sur le sol avec les jambes bien écartées.
2. Penchez-vous en avant à partir de vos hanches tout en gardant le dos droit.
3. Atteignez vos mains vers le sol ou vos pieds pour un étirement plus profond.
4. Maintenez la position pendant 15 à 30 secondes, puis détendez-vous.
5. Répétez 2 à 3 fois.

24. Étirement de la cuisse avant

Instructions :

1. Tenez-vous droit et saisissez votre cheville derrière vous, en tirant votre talon vers vos fessiers.
2. Gardez vos genoux serrés et vos hanches alignées.
3. Tenez pendant 15 à 30 secondes, puis changez de jambe.
4. Répétez 2-3 séries par jambe.

25. Étirement des mollets

Instructions :

1. Tenez-vous face à un mur, en plaçant vos mains dessus pour vous soutenir.
2. Reculez une jambe en la gardant droite et appuyez votre talon sur le sol.
3. Maintenez l'étirement pendant 15 à 30 secondes, puis changez de jambe.
4. Effectuez 2-3 répétitions par jambe.

26. Rotation du bas du dos

Instructions :

1. Allongez-vous sur le dos, les genoux pliés et les pieds à plat sur le sol.
2. Abaissez lentement les deux genoux d'un côté, en gardant vos épaules au sol.
3. Maintenez la position pendant 15 à 30 secondes, puis changez de côté.
4. Répétez 2 à 3 fois de chaque côté.

27. Pose de l'enfant

Instructions :

1. Commencez à quatre pattes, puis asseyez-vous sur vos talons avec les bras tendus vers l'avant.
2. Abaissez votre front vers le sol et détendez-vous pendant l'étirement.
3. Tenez pendant 30 secondes à 1 minute, en vous concentrant sur la respiration profonde.
4. Répétez au besoin.

CHAPITRE 5 : TECHNIQUES DE RELAXATION ET DE RESPIRATION POUR LA GESTION DE LA DOULEUR

Techniques Pour Détendre Le Système Nerveux Et Réduire La Tension Musculaire

Gérer les tensions musculaires et apaiser le système nerveux est essentiel pour la santé globale, en particulier pour toute personne souffrant de sciatique, de stress ou de douleurs chroniques. La réponse du corps au stress, aux blessures ou à l'inconfort entraîne souvent des tensions musculaires, ce qui peut aggraver la douleur et entraver la guérison. Les personnes qui apprennent des stratégies pour minimiser les tensions musculaires et apaiser le système nerveux peuvent améliorer leur qualité de vie, mieux gérer la douleur et favoriser une plus grande relaxation. Voici de nombreuses approches établies pour y parvenir :

1. Exercices de respiration profonde

Les exercices de respiration profonde sont l'un des moyens les plus puissants de détendre le système neurologique, de soulager les tensions musculaires et de gérer le stress. Les personnes qui pratiquent une respiration contrôlée et régulière peuvent engager

le système nerveux parasympathique – le système naturel de «
repos et digestion » du corps – qui contrecarre la réaction de «
combat ou fuite » déclenchée par le stress. Ce processus ralentit
le rythme cardiaque, diminue la tension artérielle et favorise la
relaxation, ce qui aide à soulager le stress physique et mental. Ce
qui suit est un guide détaillé des exercices de respiration
profonde, comprenant plusieurs techniques, avantages et
meilleures pratiques pour les intégrer dans la vie quotidienne.

Avant d'aborder des stratégies spécifiques, il est important de
comprendre la physiologie fondamentale de la respiration.
Lorsque nous respirons, l'oxygène pénètre dans les poumons et
est échangé contre du dioxyde de carbone dans la circulation. Une
respiration superficielle et rapide, qui prévaut dans des situations
stressantes ou douloureuses, est fréquemment liée à l'activation
du système nerveux sympathique. En revanche, une respiration
profonde et tranquille stimule le système nerveux
parasympathique, entraînant une relaxation et une réduction des
tensions musculaires.

La respiration profonde à partir du diaphragme, par opposition à
la respiration thoracique superficielle, garantit que les poumons
sont remplis, améliorant ainsi l'apport d'oxygène et favorisant la
relaxation du système nerveux.

A. Respiration diaphragmatique (respiration abdominale)

La respiration diaphragmatique est la base des techniques de respiration les plus profondes. Pour engager complètement le diaphragme, respirez profondément dans le ventre plutôt que dans la poitrine. Cette pratique favorise une relaxation profonde et est très utile pour réduire l'anxiété et la tension et améliorer la capacité globale du corps à se détendre.

Instructions :

1. Trouvez une position confortable, que ce soit assis ou couché. Si vous êtes allongé, placez un oreiller sous votre tête et vos genoux pour plus de soutien.
2. Tenez une main sur votre poitrine et l'autre sur votre abdomen (juste en dessous de la cage thoracique).
3. Inspirez profondément par le nez, permettant à votre diaphragme de se dilater et de pousser votre abdomen vers l'extérieur. La main sur votre ventre doit se lever lorsque vous inspirez, mais la main sur votre poitrine doit rester relativement statique.
4. Retenez votre souffle pendant 2 à 4 secondes.
5. Expirez doucement par vos lèvres, relâchant toute tension. Lorsque l'air sort de vos poumons, laissez votre main descendre jusqu'à votre abdomen.
6. Répétez la technique pendant 5 à 10 minutes, en vous concentrant sur la montée et la descente progressives de votre abdomen à chaque respiration.

Avantages :

1. Il active le système nerveux parasympathique, ce qui favorise la relaxation.
2. Réduit la tension musculaire en augmentant l'apport d'oxygène aux muscles.
3. Encourage la respiration consciente, ce qui favorise l'attention et la concentration.

B. Respiration en boîte (respiration carrée)

La respiration en boîte est une méthode de respiration structurée couramment utilisée pour soulager l'anxiété et la tension. Cela consiste à respirer, retenir, expirer et retenir à nouveau à intervalles de temps égaux, formant un motif de « boîte ». Cette approche favorise une influence rythmée et relaxante sur le corps et l'esprit, particulièrement bénéfique dans les situations stressantes.

Instructions :

1. Asseyez-vous ou allongez-vous dans une position confortable, la colonne vertébrale droite.
2. Inspirez profondément par le nez pendant quatre secondes.
3. Retenez votre souffle pendant quatre secondes.
4. Expirez lentement et complètement par la bouche pendant quatre secondes.

5. Retenez votre souffle pendant 4 secondes avant de prendre la prochaine inspiration.
6. Répétez la technique pendant 5 à 10 minutes.

Avantages :

1. Réduit les tensions en concentrant l'esprit sur la respiration et en gardant un rythme constant.
2. Aide à réduire la fréquence cardiaque et la tension artérielle.
3. Calme le système neurologique et favorise une relaxation profonde.

C. 4-7-8 Technique de respiration

La technique de respiration 4-7-8 est un moyen simple mais efficace de favoriser le calme et d'améliorer le sommeil. En vous concentrant sur le rythme de votre respiration, vous pouvez réduire instantanément le stress et aider votre corps à se détendre. C'est particulièrement efficace lorsque vous êtes anxieux, agité ou que vous essayez de vous endormir.

Instructions :

1. Asseyez-vous ou allongez-vous dans une position confortable, le dos droit.
2. Fermez les yeux et expirez entièrement par la bouche, en produisant un son sifflant.
3. Inspirez doucement par le nez pendant quatre secondes.

4. Retenez votre souffle pendant sept secondes.

5. Expirez doucement par vos lèvres pendant 8 secondes, en générant un son sifflant pendant que vous le faites.

6. Répétez le cycle 4 à 8 fois en vous concentrant sur le rythme de votre respiration.

Avantages :

1. Encourage une respiration plus profonde et plus lente, favorisant un sentiment de paix et de relaxation.

2. Réduit l'anxiété et la tension en activant le système nerveux parasympathique.

3. Aide le corps à se préparer au repos, ce qui entraîne une meilleure qualité de sommeil.

D. Nadi Shodhana (respiration alternée par les narines)

Nadi Shodhana, également connue sous le nom de respiration alternée par les narines, est une ancienne pratique de pranayama (respiration yogique) visant à équilibrer les énergies du corps et à détendre l'esprit. Respirer par une narine à la fois aide à équilibrer les hémisphères droit et gauche du cerveau, à réduire le stress et à augmenter la clarté mentale.

Instructions :

1. Asseyez-vous dans une position confortable, la colonne vertébrale droite et les épaules détendues.

2. Utilisez votre pouce droit pour boucher votre narine droite.
3. Inspirez profondément par la narine gauche.
4. Fermez votre narine gauche avec votre annulaire droit, puis relâchez votre nez droit.
5. Expirez doucement et complètement par la narine droite.
6. Inspirez profondément par la narine droite.
7. Fermez votre narine droite tout en relâchant votre gauche.
8. Expirez doucement et complètement par la narine gauche.
9. Répétez pendant 5 à 10 minutes, en vous concentrant sur le flux respiratoire.

Avantages :

1. Réduit le stress et l'anxiété en favorisant un sentiment d'équilibre.
2. Améliore la capacité pulmonaire et la fonction respiratoire.
3. Améliore la clarté mentale, la concentration et la concentration.

E. Respiration résonante ou cohérente

La respiration résonante est la pratique de respirer lentement et rythmiquement pour synchroniser les rythmes naturels du corps et favoriser la relaxation. Cette approche est similaire à la respiration diaphragmatique, mais se concentre sur la réduction de la fréquence respiratoire à cinq à six respirations par minute, ce qui a été démontré pour améliorer la variabilité de la fréquence cardiaque et réduire le stress.

Instructions :

1. Asseyez-vous confortablement, le dos droit et les épaules détendues.
2. Inspirez doucement par le nez pendant 5 secondes.
3. Expirez doucement par le nez pendant cinq secondes.
4. Répétez ce schéma pendant 5 à 10 minutes, en vous concentrant sur une respiration calme et continue.

Avantages :

1. Améliore la variabilité de la fréquence cardiaque, ce qui indique un système nerveux autonome sain.
2. Réduit l'anxiété et la tension en favorisant une relaxation profonde.
3. Améliore le bien-être émotionnel général et la clarté mentale.

F. Comptage des respirations

Compter la respiration est une pratique simple mais efficace pour détendre l'esprit et soulager le stress. Cela implique de compter chaque inspiration et expiration, ce qui aide à détourner l'attention de l'esprit des idées désagréables et sur le moment présent.

Instructions :

1. Asseyez-vous confortablement, le dos droit.

2. Fermez les yeux et inspirez profondément par le nez.
3. Pendant que vous expirez, comptez doucement « un ».
4. Lors de votre prochaine inspiration, comptez « deux » pendant que vous inspirez.
5. Continuez à compter chaque respiration jusqu'à atteindre dix. Une fois que vous en avez atteint dix, recommencez à un.
6. Si votre esprit s'égare, ramenez doucement votre attention sur la procédure de respiration et de comptage.

Avantages :

1. Maintient l'esprit concentré sur la respiration, ce qui aide à se détendre.
2. Encourage la pleine conscience et la présence dans l'instant présent.
3. Réduit le stress et l'anxiété en induisant une relaxation profonde.

Les exercices de respiration profonde sont des pratiques simples, efficaces et adaptables que n'importe qui, n'importe où, peut pratiquer pour soulager les tensions musculaires et calmer le système nerveux. De la respiration diaphragmatique à la respiration alternée par les narines, ces techniques engagent les mécanismes de relaxation inhérents au corps, réduisant ainsi l'anxiété et favorisant une sensation de calme et de bien-être. En adoptant la respiration profonde dans votre routine quotidienne, vous pouvez réduire le stress, soulager la douleur et améliorer votre santé mentale et physique globale.

2. Relaxation Musculaire Progressive (PMR)

La relaxation musculaire progressive (PMR) est une technique très efficace qui consiste à tendre et à détendre systématiquement différents groupes musculaires dans tout le corps. La PMR, inventée par le Dr Edmund Jacobson dans les années 1930, repose sur l'idée que la relaxation physique peut avoir un impact apaisant sur l'esprit, et vice versa. Les individus peuvent soulager la tension physique ainsi que le stress et les inquiétudes mentales en resserrant (contractant) activement puis en relâchant chaque groupe musculaire.

L'approche comporte deux volets principaux :

❖ La tension consiste à tendre activement un groupe musculaire pendant quelques secondes.

❖ La relaxation est le processus consistant à relâcher les tensions et à se concentrer sur une sensation de relaxation pendant une période prolongée.

Ce cycle de tension et de relaxation peut aider le corps à faire la distinction entre tension et relaxation, facilitant ainsi l'identification et la gestion du stress au fil du temps. La PMR est très bénéfique pour les personnes souffrant de douleurs chroniques, de raideurs musculaires, d'anxiété et de troubles liés au stress.

PMR agit pour arrêter le cycle de tension musculaire et de stress. Lorsqu'une personne est inquiète ou stressée, le corps réagit généralement en resserrant les muscles dans de nombreuses régions. Cette contraction musculaire involontaire fait partie de la réaction de « combat ou de fuite » du corps, qui sert à le préparer à l'action. Cependant, lorsque cette tension devient persistante, elle peut provoquer un inconfort et même aggraver des douleurs préexistantes, comme une sciatique, un mal de dos ou des céphalées de tension.

Les personnes qui pratiquent la PMR peuvent réduire les conséquences d'une tension musculaire prolongée. La pratique entraîne le corps à détecter et à relâcher les tensions indésirables, ce qui peut aider à soulager la douleur et l'anxiété. La relaxation qui se produit après chaque contraction musculaire active également le système nerveux parasympathique (le système « repos et digestion »), ce qui favorise la relaxation et la guérison.

Avantages de la relaxation musculaire progressive :

1. Réduit la tension musculaire : L'un des principaux avantages de la PMR est la libération des tensions musculaires physiques, ce qui peut aider à soulager l'inconfort, en particulier dans les zones tendues comme le bas du dos, le cou, les épaules et les hanches. Ceci est particulièrement utile pour les personnes souffrant de sciatique, car les muscles tendus peuvent augmenter l'inconfort nerveux.

2. Réduit l'anxiété et le stress : en se concentrant sur le processus de tension et de relâchement musculaire, PMR aide les individus à gérer les symptômes physiques de l'anxiété et du stress. Il améliore la relaxation en détournant l'attention des pensées négatives vers les sensations corporelles.

3. Améliore le sommeil : des études ont montré que la pratique régulière de la PMR aide les gens à s'endormir plus rapidement et à dormir plus profondément et de manière plus réparatrice. La relaxation qu'il procure peut aider à soulager les tensions physiques et mentales, qui peuvent souvent nuire à une bonne nuit de sommeil.

4. Augmente la conscience du corps : La PMR aide les gens à mieux comprendre où le stress est stocké dans leur corps. Certaines personnes, par exemple, peuvent inconsciemment serrer les mâchoires ou ressentir une tension dans leurs épaules. Une prise de conscience accrue de ces schémas permet aux gens de faire des efforts proactifs pour les corriger avant qu'ils ne provoquent un inconfort ou une douleur.

5. Améliore la relaxation globale : la concentration intentionnelle sur la tension et la libération des groupes musculaires génère un niveau de relaxation profond, permettant au corps de récupérer plus facilement après une activité physique ou un stress. Cette relaxation s'étend au-delà des muscles jusqu'au système nerveux, ce qui favorise la santé mentale générale.

Comment pratiquer la relaxation musculaire progressive

La PMR peut se faire dans un cadre calme et confortable où vous ne serez pas distrait. Il ne nécessite aucun équipement supplémentaire, même si certaines personnes aiment s'allonger sur un tapis ou une surface molle pour s'entraîner. Voici un guide étape par étape pour effectuer la PMR.

Étape 1 : Trouvez un espace calme

Choisissez un endroit calme et confortable où vous pourrez vous détendre sans distractions. Cela peut être un espace calme à la maison ou un coin serein du bureau. Pour participer pleinement à la technique, vous devez d'abord vous sentir en sécurité et à l'aise.

Étape 2 : Asseyez-vous ou allongez-vous confortablement

La PMR peut être réalisée en position assise ou allongée, à condition que vous soyez détendu. Si vous êtes allongé, assurez-vous que votre corps est soutenu par une surface dure et que votre tête, votre cou et votre colonne vertébrale sont alignés.

Étape 3 : Prenez plusieurs respirations profondes

Prenez quelques respirations profondes avant de commencer à contracter vos muscles. Inspirez profondément par le nez, permettant à vos poumons de se dilater complètement, puis expirez doucement par la bouche. Cela aidera à calmer votre système nerveux et à vous préparer au processus de relaxation.

Étape 4 : Commencez par le bas du corps

❖ Commencez par vos pieds et remontez progressivement vers votre tête, en vous concentrant sur un groupe musculaire à la fois. Les étapes pour chaque groupe musculaire sont les suivantes :

❖ Inspirez et contractez les muscles d'une certaine partie de votre corps. Maintenez la tension pendant environ 5 à 10 secondes. Resserrez les muscles sans forcer ni produire de douleur.

❖ Expirez et relâchez la tension de vos muscles. Concentrez-vous sur la sensation de relaxation tandis que vos muscles s'assouplissent et se détendent. Essayez de maintenir un état de relaxation pendant au moins 15 à 20 secondes, en vous concentrant sur le contraste entre tension et relaxation.

❖ Passez au groupe musculaire suivant : Une fois qu'un groupe de muscles est détendu, passez au suivant. Répétez la méthode pour chaque partie du corps.

Voici une répartition des groupes musculaires à cibler :

❖ Courbez vos orteils et contractez les muscles de vos pieds. Tenez pendant 5 à 10 secondes, puis relâchez. Remarquez le contraste entre tension et détente.

❖ Contractez les muscles de vos mollets en pointant vos orteils et en les fléchissant. Tenez pendant quelques secondes puis relâchez.

❖ Raffermissez vos cuisses en les serrant l'une contre l'autre. Maintenez puis relâchez.

❖ Aspirez et resserrez vos muscles abdominaux. Tenez quelques secondes puis relâchez.

❖ Inspirez profondément et contractez les muscles de votre poitrine. Tenez, puis expirez et détendez-vous.

❖ Fermez les poings et tendez vos avant-bras, puis détendez-vous et lâchez prise.

❖ Haussez les épaules jusqu'aux oreilles, puis maintenez et relâchez. Ensuite, inclinez doucement votre tête d'un côté à l'autre.

❖ Resserrez les muscles de votre visage en froissant votre front, en plissant les yeux et en serrant la mâchoire. Tenez quelques secondes puis relâchez.

Étape 5 : Répétez le processus

Après avoir terminé le scan corporel complet, vous pouvez répéter le processus pour approfondir votre relaxation. Certaines personnes aiment cibler un groupe musculaire spécifique particulièrement tendu ou raide, comme le cou ou le bas du dos.

Étape 6 : Terminez par une respiration profonde

Après avoir terminé le cycle de relaxation, prenez quelques minutes pour respirer profondément et vous détendre. Inspirez doucement par le nez en étendant votre abdomen, puis expirez lentement par la bouche. Laissez votre corps se détendre complètement et profitez du sentiment de sérénité que vous avez atteint.

La relaxation musculaire progressive est un excellent moyen de soulager les tensions musculaires et de calmer le système nerveux. Que vous souffriez de douleurs chroniques ou de tensions, ou que vous souhaitiez simplement vous détendre davantage, PMR peut vous aider à atteindre un niveau plus profond de sérénité et de clarté mentale. En ajoutant la PMR à votre routine quotidienne, vous pouvez devenir plus conscient du stress de votre corps et apprendre à l'évacuer délibérément, améliorant ainsi la relaxation à long terme, le soulagement de la douleur et la santé mentale.

3. Méditation et pleine conscience

La méditation et la pleine conscience sont des stratégies efficaces pour détendre le système neurologique et réduire la tension musculaire. Ces stratégies aident non seulement à gérer le stress, mais offrent également une approche globale pour résoudre les problèmes physiques et émotionnels qui contribuent à la douleur chronique, comme la sciatique.

La méditation et la pleine conscience aident les gens à concentrer leur attention et à réguler leurs réponses émotionnelles au stress et à l'inconfort. Lorsque nous sommes agités ou souffrant, notre système nerveux sympathique est déclenché, déclenchant la réaction de combat ou de fuite. Cela augmente la fréquence cardiaque, la respiration superficielle et la tension musculaire, ce qui peut exacerber l'inconfort et rendre difficile la relaxation.

La méditation et la pleine conscience, quant à elles, stimulent le système nerveux parasympathique, qui régule l'état de repos et de digestion du corps. Ce changement favorise une respiration plus lente, une fréquence cardiaque plus faible et la libération d'endorphines, des composés naturels du corps qui soulagent la douleur et favorisent la relaxation. Ces techniques contribuent à atténuer l'impression de stress et d'inconfort en favorisant la conscience du moment présent et en encourageant l'acceptation sans jugement, permettant au corps de relâcher les tensions et de retrouver plus facilement l'équilibre.

A. Techniques de méditation pour réduire la tension musculaire

La méditation peut prendre de nombreuses formes différentes, mais elles impliquent toutes le développement d'une attention ciblée, d'une conscience et d'une relaxation. Voici quelques techniques de méditation populaires pour calmer le système nerveux, réduire la tension musculaire et augmenter la clarté mentale.

1. Méditation guidée

La méditation guidée est un choix idéal pour les débutants car elle implique d'écouter la voix d'un professeur ou d'un instructeur qui vous guide à travers une série de visualisations ou de techniques de relaxation. Les méditations guidées pour les tensions musculaires et la sciatique peuvent inclure des scans corporels, une relaxation profonde et des images qui facilitent la guérison et la réduction de la douleur.

Instructions :

1. Trouvez un endroit calme et confortable pour vous asseoir ou vous allonger.
2. Pour vous détendre, fermez les yeux et respirez profondément plusieurs fois.
3. Écoutez une méditation guidée sur une application, sur YouTube ou lors d'une session enregistrée. Concentrez-vous sur la voix de l'instructeur pendant qu'il vous guide tout au

long du processus de relaxation de chaque groupe musculaire, en commençant par vos orteils et en remontant jusqu'à votre tête.

4. Au fur et à mesure, imaginez que chaque partie de votre corps devient chaude et détendue. Cela peut aider à soulager les tensions dans le dos, les jambes et les hanches, qui sont généralement touchées par la sciatique.

La méditation guidée se concentre souvent sur le soulagement des tensions mentales et du stress, qui peuvent se manifester par des tensions physiques. C'est particulièrement utile pour les personnes qui ont du mal à se détendre par elles-mêmes.

2. Méditation par scan corporel

La méditation par scan corporel est une pratique de pleine conscience dans laquelle vous scannez mentalement votre corps pour identifier les zones de tension ou d'inconfort. Cette technique favorise une conscience sans jugement et une acceptation des sensations de votre corps, ce qui peut aider à soulager le stress et les tensions musculaires.

Instructions :

1. Allongez-vous dans une posture confortable, sur le dos ou assis, et fermez les yeux.
2. Concentrez votre attention sur votre respiration. Considérez la sensation de l'air qui entre et sort de votre corps.

3. Commencez par vos orteils, en notant toute sensation de chaleur, de tiraillement ou d'inconfort. Reconnaissez les sensations sans jugement, puis détendez intentionnellement la zone.
4. Remontez progressivement le corps en parcourant chaque section (pieds, jambes, hanches, abdomen, poitrine, bras, cou et tête). Au fur et à mesure que vous prenez conscience des zones de tension, travaillez à les détendre.
5. Si vous ressentez une douleur ou une sensation d'oppression, essayez de l'adoucir et de la relâcher à chaque respiration.

Ce type de méditation soulage non seulement les tensions musculaires, mais aide également les gens à développer une plus grande conscience de leur corps, nécessaire pour identifier et traiter les sources de douleur et de souffrance.

3. Méditation de bienveillance (Metta)

La méditation de bienveillance, également connue sous le nom de Metta, vise à cultiver la compassion et les pensées positives pour soi-même et pour les autres. Cette pratique peut aider à minimiser le fardeau émotionnel de la douleur chronique et du stress en créant un sentiment de sérénité, de chaleur et de gentillesse, qui servent tous à détendre le système nerveux.

Instructions :

1. Asseyez-vous confortablement, les yeux fermés, puis respirez profondément pour vous concentrer.
2. Commencez par répéter doucement des expressions d'amour et de compassion, telles que :

   ❖ *"Puis-je être heureux?"*

   ❖ *"Puis-je être en paix ?"*

   ❖ *"Puis-je être libéré de la souffrance ?"*

   ❖ *"Puis-je être en bonne santé?"*

3. Pendant que vous répétez ces phrases, imaginez-vous vous envoyer une énergie d'amour, remplissant votre corps de chaleur et de compassion.
4. Une fois que vous aurez passé du temps à vous concentrer sur vous-même, vous pourrez progressivement étendre vos souhaits aux autres, en commençant par vos proches et en progressant vers tous les êtres vivants.

La méditation sur la bienveillance favorise les bons sentiments, ce qui améliore la façon dont nous gérons l'inconfort. Les individus peuvent transformer leur façon de penser en se concentrant sur la compassion et la gentillesse, ce qui se traduit par une humeur plus détendue et une diminution des niveaux de stress et de souffrance.

B. Techniques de pleine conscience pour aider à réduire la tension musculaire et le stress

La pleine conscience est la pratique consistant à être complètement présent et engagé dans l'instant présent sans porter de jugement. Cela implique d'observer ses pensées, ses sentiments et ses sensations corporelles au fur et à mesure qu'ils se produisent plutôt que d'y réagir. Dans le contexte du traitement des tensions musculaires et de la douleur, la pleine conscience aide les gens à devenir plus conscients des petits changements dans leur corps, leur permettant ainsi de soulager les tensions avant qu'elles ne deviennent chroniques.

1. Respiration consciente

La respiration consciente est l'une des stratégies les plus fondamentales et les plus efficaces pour soulager le stress et les tensions musculaires. Les individus peuvent recentrer leur attention loin de l'inconfort et dans un état de sérénité en se concentrant sur leur respiration. Respirer doucement et profondément aide également le corps à se détendre et à soulager les tensions.

Instructions :

1. Asseyez-vous ou allongez-vous dans une position confortable.

2. Faites attention à votre respiration et ressentez la sensation de l'air qui entre et sort de votre corps.
3. Inspirez par le nez en laissant votre ventre se soulever et expirez doucement par la bouche.
4. Si vos pensées commencent à vagabonder, concentrez-vous doucement sur la respiration sans jugement.

La respiration consciente peut être très utile en cas de sciatique ou d'autres douleurs chroniques. Il aide à déplacer l'attention de l'agonie vers la relaxation, facilitant ainsi la gestion de la douleur et réduisant la tension musculaire.

2. Mouvement conscient

Le mouvement conscient implique de pratiquer une activité physique douce tout en restant pleinement conscient des sensations et des mouvements du corps. Cette pratique est assez similaire au yoga, au tai-chi et au qigong, qui mettent tous l'accent sur des mouvements lents et délibérés associés à la conscience de la respiration.

Instructions :

1. La marche, les étirements ou le yoga sont des exemples d'activités lentes et douces que vous pouvez pratiquer confortablement. Pendant que vous bougez, concentrez toute votre attention sur la sensation de votre corps en mouvement.

2. Concentrez-vous sur chaque respiration et sur la façon dont elle se déroule avec vos mouvements. Faites attention aux zones de tension et travaillez à les adoucir à chaque inspiration et expiration.

Cette technique soulage non seulement le stress physique, mais sensibilise également aux schémas de tension habituels du corps, permettant une relaxation plus profonde.

Le mouvement conscient peut aider les gens à se connecter plus profondément avec leur corps et à devenir plus conscients des endroits où ils retiennent le stress, leur permettant ainsi de l'évacuer progressivement au fil du temps.

Les avantages de la méditation et de la pleine conscience pour soulager la sciatique

La méditation et la pleine conscience offrent plusieurs avantages aux personnes souffrant de sciatique et de douleurs chroniques :

1. Réduction de la douleur : en se concentrant sur le moment présent et en adoptant une attitude sans jugement envers la douleur, les gens peuvent changer leur perception de celle-ci. La méditation et la pleine conscience aident à réduire l'intensité de la douleur en encourageant le calme et le détachement émotionnel.

2. Relaxation musculaire : Ces techniques activent le système nerveux parasympathique, ce qui provoque la relaxation du corps, réduisant ainsi la tension musculaire et favorisant la guérison.

3. Sommeil amélioré : la douleur chronique peut perturber le sommeil, mais il a été démontré que la méditation et la pleine conscience améliorent la qualité du sommeil en réduisant la tension et en augmentant la relaxation.

4. Régulation émotionnelle : la méditation et la pleine conscience aident les gens à développer une résilience émotionnelle, leur permettant ainsi de mieux gérer le stress et la frustration qu'entraîne souvent la douleur chronique.

La méditation et la pleine conscience sont des méthodes extrêmement efficaces pour détendre le système neurologique et soulager les tensions physiques. Les personnes souffrant de sciatique et d'autres types de douleurs chroniques peuvent améliorer leur bien-être général en intégrant ces activités dans leur vie quotidienne. Que ce soit par la méditation guidée, les scans corporels, les pratiques de bienveillance ou la respiration et le mouvement conscients, ces techniques offrent des moyens simples et naturels d'améliorer la relaxation, de soulager la douleur et de reprendre le contrôle de son corps et de son esprit.

4. Thérapie par la chaleur et le froid

La thérapie par la chaleur et le froid sont des thérapies populaires, peu coûteuses et non invasives pour soulager la douleur, détendre les muscles et améliorer la récupération après diverses blessures ou maladies, y compris la sciatique. Les deux thérapies fonctionnent en régulant le flux sanguin, en diminuant l'inflammation et en favorisant la relaxation musculaire. Comprendre comment et quand appliquer chaque thérapie vous permet de réduire avec succès l'inconfort, d'améliorer la mobilité et d'accélérer le processus de guérison.

A. Thérapie thermique

Le traitement thermique agit en augmentant le flux sanguin vers la zone d'inconfort ou de tension, ce qui détend les muscles raides, soulage la douleur et favorise la guérison. Lorsque la chaleur est délivrée à une zone spécifique, les vaisseaux sanguins se dilatent, augmentant la circulation et permettant à davantage d'oxygène et de nutriments de pénétrer dans les tissus. Cela peut également aider à éliminer les toxines et les déchets métaboliques qui peuvent s'être accumulés dans les muscles et les tissus, accélérant ainsi la guérison.

Comment fonctionne la thermothérapie :

1. La chaleur est efficace pour détendre les muscles raides, augmenter la souplesse et réduire les spasmes musculaires. Il

est très efficace contre les douleurs chroniques, les raideurs et les tensions musculaires.

2. La chaleur provoque une dilatation des vaisseaux sanguins, permettant ainsi une meilleure circulation. Cette augmentation du flux sanguin aide à fournir de l'oxygène et des nutriments aux muscles, accélérant ainsi le processus de guérison.

3. La chaleur peut aider à soulager la douleur en calmant les muscles douloureux, en diminuant la raideur articulaire et en augmentant la relaxation. Il favorise également la libération d'endorphines, les analgésiques naturels du corps.

4. La chaleur peut améliorer la flexibilité des tissus, facilitant ainsi le mouvement et l'étirement des articulations et des muscles. Ceci est utile pour les troubles comme la sciatique, dans lesquels la flexibilité et les mouvements peuvent être gênés en raison de la tension musculaire.

Types de thérapie thermique :

1. La chaleur humide, comme des serviettes chaudes, des compresses chauffantes ou une douche chaude, est particulièrement bénéfique pour les tissus musculaires plus profonds. L'humidité améliore la pénétration de la chaleur et maintient la source de chaleur au chaud plus longtemps.

2. Les sources de chaleur sèche, telles que les coussins chauffants, les couvertures chauffantes et les sacs de riz chauffés, sont utiles et peuvent apporter un confort rapide.

Cependant, il se peut qu'elles ne pénètrent pas aussi profondément dans les muscles que la chaleur humide.

3. Plonger le corps dans l'eau chaude détend les muscles et réduit le stress. Les sels d'Epsom contenus dans le bain peuvent renforcer l'effet relaxant en contenant du magnésium, qui détend les muscles et soulage la douleur.

4. Les enveloppements thermiques ou patchs sont souvent des patchs adhésifs qui peuvent être appliqués directement sur la partie affectée de la peau. Ils délivrent une chaleur continue et modérée pendant des heures et sont particulièrement efficaces pour soulager les douleurs localisées.

Quand utiliser la thermothérapie :

1. Tension musculaire chronique : La chaleur est efficace pour soulager la douleur chronique et la raideur musculaire. La chaleur aide à étirer les muscles tendus et à soulager la raideur articulaire, ce qui est bénéfique pour des affections telles que la sciatique, l'arthrite et la fibromyalgie.

2. Avant l'exercice ou les étirements : Utiliser la chaleur pour réchauffer les muscles les aide à devenir plus flexibles et moins sujets aux blessures.

3. La chaleur est également utile pour la relaxation générale et la réduction du stress, ce qui peut aider à atténuer les tensions musculaires produites par le stress ou l'anxiété.

Précautions pour la thermothérapie :

❖ La chaleur ne doit pas être appliquée sur les régions enflées ou inflammatoires, car elle pourrait aggraver la maladie.

❖ Évitez d'appliquer de la chaleur sur les plaies ou les coupures exposées.

❖ Si vous souffrez de diabète ou d'une mauvaise circulation, consultez votre médecin avant d'utiliser la thérapie par la chaleur, car elle peut endommager la capacité du corps à réguler la température.

B. Thérapie par le froid

Le traitement par le froid, également connu sous le nom de cryothérapie, consiste à appliquer de la glace ou des compresses froides sur une partie spécifique du corps pour réduire l'inflammation, engourdir la douleur et limiter le flux sanguin. Le froid a un effet engourdissant qui peut réduire temporairement la douleur en inhibant l'activation des terminaisons nerveuses dans la région touchée. Il réduit également l'enflure en resserrant les artères sanguines, ralentissant ainsi le flux de liquide vers la zone.

Comment fonctionne la thérapie par le froid :

1. La thérapie par le froid aide à diminuer l'inflammation en diminuant le flux sanguin vers la zone touchée. Ceci est particulièrement utile pour les blessures aiguës, telles que les foulures, les entorses ou les poussées de troubles comme la sciatique, où le gonflement peut exacerber la douleur.
2. La thérapie par le froid fonctionne comme un anesthésique naturel, engourdissant la zone et atténuant les signaux de douleur envoyés au cerveau. Cela peut fournir un soulagement rapide et temporaire d'une douleur aiguë et atroce.
3. La thérapie par le froid prévient le gonflement en restreignant les vaisseaux sanguins, en réduisant le flux de liquides vers la zone touchée et en limitant les lésions tissulaires aux premiers stades de la blessure.
4. L'application de glace sur la zone touchée pourrait réduire les spasmes musculaires et le stress en ralentissant l'activité musculaire, brisant ainsi le cycle de la douleur.

Types de thérapie par le froid :

1. Packs de glace : Un moyen simple et efficace consiste à envelopper un sac de glace dans un chiffon ou une serviette. Pour éviter les engelures, ne placez pas de glace directement sur la peau. Les blocs de glace peuvent être utilisés pendant 15 à 20 minutes toutes les quelques heures pendant les 48 à 72 premières heures suivant une blessure ou une poussée.

2. Packs de gel froid : Ce sont des packs de gel réutilisables qui peuvent être congelés et utilisés sur les régions affectées. Ils sont flexibles et peuvent s'adapter aux contours du corps, ce qui les rend adaptés au traitement des inconforts localisés comme la sciatique ou les maux de dos.

3. Le massage sur glace consiste à frotter un glaçon ou un sac de glace dans un mouvement circulaire sur la zone affectée pour procurer un soulagement immédiat de la douleur et de l'inflammation. Cette méthode fonctionne avec succès dans des zones plus petites et plus localisées.

4. Enveloppements de compression à froid : Ces enveloppements combinent une thérapie par le froid et une compression légère pour réduire l'enflure et fournir un soulagement continu. Ils sont le plus souvent utilisés pour traiter les blessures articulaires, mais ils peuvent également être utilisés pour traiter les douleurs musculaires.

Quand utiliser la thérapie par le froid :

1. La thérapie par le froid est plus efficace juste après une blessure ou une poussée d'inflammation. Par exemple, si vous ressentez une douleur sciatique soudaine ou une tension musculaire, l'application de froid peut aider à réduire l'enflure et à soulager l'inconfort.

2. La thérapie par le froid est bénéfique pour réduire les spasmes musculaires, en particulier lorsqu'elle est appliquée peu de temps après le début des crampes musculaires. Cela aide à diminuer la contraction involontaire du muscle.

3. Si vous vous surmenez pendant un exercice ou une séance d'entraînement, la thérapie par le froid peut aider à réduire l'inflammation et l'inconfort musculaire.

Précautions pour la thérapie par le froid

❖ Pour éviter les engelures ou les lésions tissulaires, n'appliquez pas de froid pendant plus de 20 minutes à la fois.

❖ Si vous avez une mauvaise circulation, n'utilisez pas de thérapie par le froid car cela pourrait aggraver votre état.

❖ N'appliquez jamais de glace sur la peau exposée ; utilisez plutôt une barrière telle qu'une serviette ou un chiffon pour éviter tout contact direct avec la glace.

Thérapie alternée par la chaleur et le froid (thérapie de contraste)

Dans d'autres circonstances, l'alternance entre thérapie par la chaleur et par le froid peut produire des résultats encore plus bénéfiques. Cette procédure, connue sous le nom de thérapie de contraste, consiste à fournir de la chaleur pendant une durée déterminée, suivie d'une thérapie par le froid et à répéter le cycle. Les impacts alternés de la chaleur et du froid augmentent le flux sanguin, réduisent l'inflammation et favorisent une guérison équilibrée.

Comment ça marche :

1. Chaleur d'abord : appliquez de la chaleur sur la zone affectée pendant 10 à 15 minutes pour augmenter le flux sanguin et détendre les muscles.
2. Thérapie par le froid : Après la chaleur, appliquez 10 à 15 minutes de thérapie par le froid pour réduire l'inflammation et l'inconfort engourdi.
3. Répétez : alternez entre la chaleur et le froid pendant 30 à 45 minutes, en terminant par une thérapie par le froid pour réduire l'enflure.

La thérapie par la chaleur et le froid sont des méthodes efficaces pour traiter la tension musculaire, l'inconfort et l'inflammation, en particulier dans les troubles tels que la sciatique. La chaleur détend les muscles et améliore la circulation, tandis que le froid réduit l'enflure et engourdit l'inconfort aigu. Les personnes qui utilisent correctement les deux méthodes peuvent obtenir un meilleur soulagement de la douleur, une guérison plus rapide et une mobilité accrue. Évaluez toujours la nature de votre maladie et écoutez votre corps pour déterminer le traitement à utiliser et, si nécessaire, consultez un expert en soins de santé pour des recommandations plus personnalisées.

5. Aromathérapie et huiles essentielles

L'aromathérapie est une pratique thérapeutique ancienne qui utilise des extraits naturels de plantes appelés huiles essentielles pour améliorer le bien-être physique, émotionnel et psychologique. L'aromathérapie, qui exploite le pouvoir du parfum, peut influencer à la fois l'esprit et le corps, aidant à réduire le stress, à soulager les tensions musculaires et à détendre le système neurologique. Les huiles essentielles d'aromathérapie sont dérivées d'une variété de parties de plantes, notamment les fleurs, les feuilles, les racines, l'écorce et les graines, et chaque huile présente des avantages distincts.

L'aromathérapie agit de diverses manières pour favoriser la relaxation musculaire et le bien-être général. L'arôme des huiles essentielles est respiré par le nez et traité par le système olfactif avant d'être transmis au cerveau, notamment au système limbique, qui est en charge des émotions, des souvenirs et de certains processus corporels comme la fréquence cardiaque et la tension artérielle. C'est pourquoi les parfums peuvent avoir un impact si fort sur nos émotions et notre état physique. Lorsqu'elle est utilisée correctement, l'aromathérapie peut aider à soulager le stress et les tensions musculaires, et induire un état de relaxation favorisant la guérison.

L'aromathérapie fonctionne en utilisant le sens de l'odorat pour susciter des réactions physiologiques qui favorisent la relaxation et la guérison. Lorsque vous inhalez l'arôme d'une huile essentielle, les molécules se déplacent vers le bulbe olfactif du cerveau, où elles se connectent au système limbique. Le système limbique, également connu sous le nom de « cerveau émotionnel », régule l'humeur, le stress et la fréquence cardiaque.

Les huiles essentielles peuvent stimuler le système limbique en :

1. Réduire la tension et l'anxiété : De nombreuses huiles essentielles ont des effets relaxants qui vous aident à vous détendre.
2. Soulager la douleur : certaines huiles essentielles, comme l'eucalyptus ou la menthe poivrée, ont des caractéristiques analgésiques (analgésiques) qui peuvent soulager les douleurs musculaires.
3. Stimuler la circulation : Certaines huiles, comme le romarin, peuvent aider à stimuler la circulation sanguine, ce qui facilite la récupération musculaire.
4. Réguler le système nerveux : des huiles comme la lavande et la camomille peuvent aider à équilibrer le système nerveux et favoriser la tranquillité.

Les huiles peuvent être utilisées de diverses manières, notamment par inhalation, par application topique (diluée avec une huile de support) et par un bain chaud. Ci-dessous, nous examinerons certaines des huiles essentielles les plus populaires pour apaiser le système nerveux et soulager les tensions musculaires.

1. Huile essentielle de lavande

La lavande est l'une des huiles essentielles les plus connues en raison de ses puissantes propriétés relaxantes et apaisantes. Il est souvent utilisé en aromathérapie pour favoriser la relaxation, le sommeil et la réduction du stress.

Avantages :

1. La lavande est connue pour ses propriétés relaxantes, ce qui en fait un choix idéal pour calmer l'esprit et les muscles.
2. Il peut soulager l'anxiété, le stress et la dépression en produisant calme et stabilité émotionnelle.
3. Il soulage le stress musculaire en relaxant le corps et en réduisant les tensions au niveau du cou, des épaules et du dos.
4. La lavande contient des qualités anti-inflammatoires qui peuvent aider à calmer les muscles endoloris et à soulager l'inconfort.

Comment utiliser :

1. Inhalation : Placez quelques gouttes d'huile de lavande dans un diffuseur et inspirez profondément. L'odeur aidera à détendre votre système nerveux et à réduire l'anxiété.
2. Application topique : diluez l'huile de lavande avec une huile de support (comme l'huile de noix de coco ou d'amande) et massez-la doucement sur les muscles tendus ou les points de tension.
3. Bain : Versez 5 à 10 gouttes d'huile essentielle de lavande dans un bain chaud pour aider à calmer votre corps et votre esprit.

2. Huile essentielle de menthe poivrée

La menthe poivrée est connue pour ses propriétés énergisantes et rafraîchissantes, ce qui la rend idéale pour soulager les tensions musculaires et augmenter la circulation. Cette huile essentielle est un choix populaire pour traiter les maux de tête et le stress musculaire.

Avantages :

1. La menthe poivrée a un effet rafraîchissant qui peut procurer un soulagement instantané aux muscles raides et endoloris.
2. Il contient du menthol, qui possède des propriétés analgésiques (analgésiques), ce qui le rend idéal pour les céphalées de tension, les douleurs cervicales et les maux de dos.
3. Il améliore la circulation en augmentant le flux sanguin vers les zones de tension, ce qui favorise une récupération musculaire plus rapide.
4. Le parfum revigorant de la menthe poivrée peut également aider à soulager la lassitude et à accroître l'attention.

Comment utiliser :

1. Application topique : Diluez l'huile de menthe poivrée avec de l'huile de support et appliquez-la directement sur les muscles tendus ou sur les tempes pour soulager les céphalées de tension. La sensation de froid aidera à détendre les muscles.
2. Inhalation : Placez quelques gouttes dans un diffuseur pour produire un environnement stimulant et énergétique, parfait pour soulager les tensions et améliorer l'attention.
3. Compresse froide : Mélangez quelques gouttes d'huile de menthe poivrée et d'eau et appliquez sur une compresse froide. Appliquez la compresse sur vos muscles douloureux pour plus de confort.

3. Huile essentielle d'eucalyptus

Une autre huile efficace pour soulager les muscles est l'huile essentielle d'eucalyptus, qui possède des qualités anti-inflammatoires et analgésiques. Il est particulièrement efficace en cas de difficultés respiratoires, mais il peut également contribuer à soulager les raideurs musculaires et la circulation sanguine.

Avantages :

1. L'eucalyptus contient de puissants effets anti-inflammatoires qui peuvent aider à soulager l'enflure et l'irritation des muscles et des articulations endoloris.

2. Il procure un effet rafraîchissant qui peut atténuer l'inconfort lié aux tensions musculaires.
3. L'huile est antispasmodique, ce qui signifie qu'elle aide à soulager les spasmes et les tiraillements musculaires, notamment au niveau du dos, du cou et des jambes.
4. L'huile essentielle d'eucalyptus aide à favoriser la circulation en augmentant le flux sanguin vers les zones raides ou douloureuses et en accélérant la récupération musculaire.

Comment utiliser :

1. Application topique : Mélangez l'huile d'eucalyptus avec une huile de support et massez-la sur les muscles tendus, en particulier dans le bas du dos, le cou et les épaules.
2. Inhalation : Placez l'huile d'eucalyptus dans un diffuseur pour dégager les voies respiratoires et provoquer une relaxation tout en réduisant les tensions musculaires.
3. Bain : Ajoutez quelques gouttes d'huile d'eucalyptus à un bain chaud pour aider à détendre le corps et soulager les raideurs musculaires.

4. Huile essentielle de camomille

La camomille, en particulier la camomille romaine, est largement utilisée en aromathérapie en raison de ses effets relaxants, anti-inflammatoires et calmants. Cette huile est idéale pour diminuer le stress, détendre l'esprit et soulager les tensions musculaires.

Avantages :

1. La camomille est connue pour ses effets relaxants sur le corps et l'esprit, ce qui en fait un excellent anti-stress.
2. Il contient des propriétés anti-inflammatoires qui peuvent aider à soulager la raideur musculaire et le stress, en particulier au niveau du cou, des épaules et du bas du dos.
3. La camomille est également bénéfique pour favoriser un meilleur sommeil, nécessaire à la guérison musculaire et à la santé globale.

Comment utiliser :

1. Inhalation : Placez quelques gouttes d'huile essentielle de camomille dans un diffuseur pour détendre l'esprit et créer une atmosphère paisible.
2. Application topique : Massez l'huile de camomille diluée sur les muscles endoloris ou utilisez-la pour soulager le stress du cou et des épaules.
3. Bain : L'ajout d'huile de camomille à un bain chaud réduit les tensions musculaires et favorise la relaxation.

5. Huile essentielle de romarin

L'huile de romarin est couramment utilisée pour augmenter la circulation, stimuler le système nerveux et soulager la douleur.

Son parfum exaltant et rafraîchissant remonte le moral tout en soulageant les tensions musculaires.

Avantages :

1. L'huile de romarin favorise la circulation, ce qui aide à soulager les tensions musculaires en augmentant le flux sanguin vers les zones touchées.
2. Il contient des qualités analgésiques, ce qui le rend utile pour soulager la douleur et la souffrance, notamment les contractures musculaires ou les douleurs articulaires.
3. Le romarin agit également comme un relaxant musculaire, aidant à adoucir les muscles tendus et raides.

Comment utiliser :

1. Application topique : Combinez l'huile de romarin et une huile de support, puis massez-la sur les muscles tendus ou les régions douloureuses. Il est particulièrement efficace en cas d'inconfort dans le bas du dos.
2. Inhalation : placez l'huile de romarin dans un diffuseur pour une ambiance rafraîchissante et revigorante qui aide également au traitement de la douleur.
3. Bain : Ajoutez quelques gouttes d'huile de romarin à un bain chaud pour réduire les tensions et augmenter la circulation.

L'aromathérapie et l'utilisation d'huiles essentielles offrent une technique naturelle et efficace pour détendre le système nerveux et apaiser les tensions musculaires. Les individus peuvent améliorer considérablement leur sentiment de bien-être en utilisant les huiles essentielles appropriées, comme la lavande pour la relaxation, la menthe poivrée pour le traitement de la douleur, l'eucalyptus pour l'inflammation, la camomille pour le stress ou le romarin pour la circulation. Ces huiles peuvent être utilisées pour traiter la douleur chronique, la contracture musculaire et le stress de diverses manières, notamment par inhalation, application topique et bains. L'incorporation d'huiles essentielles dans votre pratique quotidienne de soins personnels vous aidera à vous détendre, à récupérer vos muscles et à créer une atmosphère tranquille et sans douleur propice à la guérison.

6. Massage et auto-massage

Le massage est une approche éprouvée pour diminuer les tensions musculaires, détendre et apaiser le système nerveux. Le massage, qu'il soit pratiqué par un massothérapeute professionnel ou à domicile selon des techniques d'auto-massage, présente de nombreux avantages physiques et mentaux.

Le massage agit en ciblant les tissus mous du corps, notamment les muscles, les tendons et les ligaments. Le massage améliore la circulation sanguine, soulage les tensions musculaires et stimule la libération d'endorphines, les produits chimiques naturels du corps pour soulager la douleur. L'application d'une pression sur des endroits ou des zones de tension spécifiques aide à relâcher les nœuds musculaires (points déclencheurs), à réduire l'inflammation et à restaurer la longueur, la flexibilité et l'amplitude musculaire correctes.

Le massage offre non seulement des bienfaits physiques, mais il a également un impact significatif sur le système nerveux. Le massage stimule le système nerveux parasympathique (le système « repos et digestion »), qui équilibre les effets du système nerveux sympathique (la réaction « combat ou fuite »). Cela réduit le stress, l'anxiété et la sensation de douleur, favorisant ainsi la relaxation et le bien-être.

Les traitements de massage varient en termes d'approche et d'avantages. Certains des types de massage thérapeutique les plus fréquents sont :

A. Massage suédois

Le massage suédois est l'un des types de massothérapie les plus populaires, reconnu pour ses mouvements doux et relaxants. Cela implique des mouvements de glisse prolongés, des pétrissages, des mouvements circulaires et des tapotements. Le massage suédois est efficace pour favoriser la relaxation globale, augmenter la circulation et soulager les tensions musculaires superficielles.

Le massage suédois peut aider à détendre les muscles du dos et des hanches qui sont généralement touchés par la sciatique. Il est particulièrement efficace pour soulager les tensions dans les muscles fessiers et inférieurs du dos, qui peuvent contribuer aux symptômes de sciatique.

B. Massage des tissus profonds

Le massage des tissus profonds applique une pression plus forte aux niveaux plus profonds des muscles et du tissu conjonctif. Il cible les fibres et les tissus musculaires plus profonds pour soulager les tensions musculaires chroniques, les adhérences et les nœuds musculaires.

Le massage des tissus profonds peut aider les personnes souffrant de sciatique ou de douleurs chroniques au bas du dos en relâchant la raideur des muscles profonds et des fascias entourant le nerf sciatique. Remédier aux déséquilibres et aux limites musculaires peut aider à soulager la pression sur le nerf sciatique et à augmenter la mobilité.

C. Libération myofasciale :

La libération myofasciale est une technique de traitement du fascia, le tissu conjonctif qui entoure les muscles, les os et les organes. Cette technique de massage utilise une pression prolongée et de légers étirements pour soulager les tensions fasciales et les limitations qui peuvent provoquer une gêne et une raideur musculaires.

Des fascias serrés autour du bas du dos, des hanches et des cuisses peuvent aggraver la situation. La libération myofasciale se concentre sur ces zones pour diminuer la tension et augmenter la flexibilité musculaire, ce qui peut réduire la pression sur le nerf sciatique.

D. Thérapie par points déclencheurs :

La thérapie par points trigger se concentre sur la localisation et la relaxation des régions tendues et hyper-irritables d'un muscle. Ces sites renvoient fréquemment la douleur à d'autres parties du corps, entraînant un cycle de tension et d'inconfort.

Les personnes atteintes de sciatique ont souvent des trigger points dans le bas du dos, les hanches et les jambes. La thérapie par points trigger agit en exerçant une pression directe sur ces points, ce qui aide à libérer les nœuds musculaires et réduit la douleur référée au nerf sciatique.

E. Massage aux pierres chaudes

Le massage aux pierres chaudes utilise des pierres chaudes et lisses qui sont appliquées sur le corps ou utilisées par le thérapeute comme instruments de massage. La chaleur des pierres détend les muscles et améliore la circulation, tandis que le poids des pierres exerce une pression plus profonde.

La chaleur des pierres détend les muscles tendus, tandis que le poids des pierres peut appliquer une pression plus profonde pour soulager les tensions musculaires profondes, en particulier dans le bas du dos et les hanches, qui sont fréquemment touchés par la sciatique.

Avantages du massage

La massothérapie professionnelle est extrêmement bénéfique, mais elle n'est peut-être pas accessible ou peu coûteuse pour tout le monde. Heureusement, l'automassage est une technique simple et abordable pour réduire les tensions musculaires, soulager la douleur et favoriser la relaxation dans le confort de votre foyer. L'auto-massage présente plusieurs avantages importants, notamment :

1. Commodité et accessibilité : L'auto-massage peut être effectué à tout moment, y compris pendant une pause de travail, après une longue journée ou en regardant la télévision. Il ne nécessite ni rendez-vous ni déplacement, ce qui en fait un moyen simple de soulager les tensions musculaires.
2. Conscience accrue du corps : l'automassage aide les gens à prendre davantage conscience de leur corps et à identifier les zones de tension ou d'inconfort. Cette conscience corporelle améliorée peut aider à réduire la tension musculaire et permettre aux gens d'adapter leur posture et leurs mouvements pour éviter de futures blessures.

3. Rentabilité : les massages professionnels réguliers peuvent être coûteux, mais l'auto-massage peut offrir des avantages équivalents à moindre coût. Tout ce dont vous avez besoin, ce sont des instruments simples comme des balles de massage, des rouleaux en mousse ou même vos propres mains.

4. Autonomisation et contrôle : l'automassage permet aux gens de prendre en charge leur santé et leur bien-être. Il permet aux patients de gérer activement leur douleur et leur souffrance en se concentrant sur des groupes musculaires ou des points déclencheurs spécifiques.

Techniques d'auto-massage

Voici plusieurs excellentes techniques d'auto-massage pour diminuer les tensions musculaires et soulager les douleurs, notamment dans les zones fréquemment touchées par la sciatique :

❖ **Roulage de mousse :** Le roulement de mousse est une technique d'auto-massage efficace pour les principales zones musculaires, notamment les mollets, les cuisses et le bas du dos. Rouler lentement sur le rouleau en mousse vous aidera à libérer la raideur et à améliorer la flexibilité. Pour la sciatique, la mousse faisant rouler le bas du dos, les ischio-jambiers et les fessiers peut aider à soulager les tensions qui peuvent être à l'origine de l'inconfort. Concentrez-vous sur les régions où les tiraillements et l'inconfort sont les plus visibles. Roulez lentement et faites une pause sur les régions douloureuses pendant 20 à 30 secondes pour soulager les tensions musculaires.

❖ **Massage avec balle de tennis :** Une balle de tennis peut être utilisée pour réaliser un auto-massage plus ciblé. Placez le ballon entre votre corps et un mur ou le sol, puis faites-le rouler doucement sur les zones de tension, notamment le bas du dos, les fessiers et le haut des cuisses. Pour la sciatique, lorsque le muscle piriforme de la région fessière se contracte, cela peut provoquer une douleur sciatique importante. Appliquez une légère pression sur la zone piriforme avec une balle de tennis pour aider à relâcher la tension et soulager la tension sur votre nerf sciatique.

❖ **Masseurs portatifs :** Les masseurs portatifs, tels que les masseurs à percussion ou les appareils vibrants, peuvent aider à soulager le stress dans des régions spécifiques. Les individus peuvent modifier la pression et la vitesse selon le niveau de confort souhaité. Pour soulager la sciatique, utilisez un masseur portatif sur le bas du dos, les hanches et les cuisses pour détendre les tensions musculaires. Les vibrations profondes peuvent pénétrer plus profondément dans les muscles, réduisant ainsi les spasmes et améliorant la circulation sanguine.

❖ **Libération manuelle du point de déclenchement :** La libération manuelle des points de déclenchement consiste à appliquer une pression directe sur des nœuds musculaires spécifiques avec vos doigts, vos pouces ou vos coudes. Appliquez une pression sur le nœud pendant 20 à 30 secondes, puis relâchez. Pour la sciatique, concentrez-vous sur les fessiers, le bas du dos et les cuisses. Ces emplacements comprennent souvent des points déclencheurs pouvant conduire à une sciatique. Appliquez une pression constante sur les nœuds avec votre pouce ou vos doigts, puis relâchez lentement.

Combiner massage et autres techniques

L'automassage peut être utilisé avec d'autres traitements comme des étirements, une thermothérapie et des exercices de respiration pour apporter le plus de soulagement possible. Par exemple, après avoir massé un muscle raide, un léger étirement peut aider à allonger les fibres et à provoquer une relaxation. De plus, combiner la respiration profonde avec un massage peut activer le système nerveux parasympathique, ce qui améliore la réponse de relaxation.

Le massage et l'automassage sont des moyens efficaces pour réduire les tensions musculaires, soulager la douleur et détendre le système nerveux. Les individus peuvent prendre le contrôle de leur santé et être soulagés de maladies telles que la sciatique en se renseignant sur les nombreux types de massage et en adoptant des techniques d'auto-massage dans leur pratique quotidienne. Un massage régulier, qu'il soit réalisé par un professionnel ou à domicile, permet de préserver la souplesse musculaire, de soulager les douleurs chroniques et d'améliorer le bien-être général.

En mettant en œuvre ces pratiques dans leur vie quotidienne, les gens peuvent réussir à apaiser leur système nerveux et à minimiser les tensions musculaires. Qu'il s'agisse de respiration profonde, de méditation, d'étirements doux ou de thermothérapie, chaque méthode favorise la relaxation, réduit l'inconfort et redonne une sensation de bien-être. L'application constante de ces stratégies peut aider les gens à soulager la douleur chronique, à réduire le stress et à reprendre le contrôle de leur corps et de leur esprit.

CHAPITRE 6 : DÉVELOPPER UNE ROUTINE PERSONNALISÉE POUR LE SOULAGEMENT DE LA SCIATIQUE

Comment Inclure De L'exercice Dans Un Programme Quotidien Ou Hebdomadaire

L'élaboration d'un programme d'exercices quotidien ou hebdomadaire est essentielle pour contrôler la sciatique et améliorer la mobilité et la force générales, en particulier chez les personnes souffrant de douleurs chroniques. Toutefois, afin de minimiser les dommages, d'assurer la cohérence et d'obtenir des résultats à long terme, ce processus doit être abordé de manière systématique.

1. Comprendre vos objectifs et vos besoins

La première étape pour créer un plan de remise en forme efficace consiste à identifier vos objectifs. Les personnes souffrant de sciatique recherchent fréquemment un soulagement de la douleur et une meilleure mobilité. Cela implique de minimiser la compression nerveuse, de renforcer les muscles autour de la colonne vertébrale et du bassin, d'augmenter la flexibilité et d'améliorer l'équilibre.

Les objectifs de certaines personnes peuvent être plus spécifiques, comme développer la force de base pour soutenir le dos ou développer la flexibilité pour soulager les muscles tendus. Pour d'autres, il s'agit peut-être de conserver une indépendance globale et d'éviter les chutes. Comprendre vos objectifs spécifiques est essentiel car cela vous permet de prioriser les activités qui produiront les meilleurs résultats.

2. Déterminez votre niveau de forme physique

Avant de développer une routine, vous devez examiner votre niveau de forme physique actuel. La sciatique affecte les gens différemment ; certains ressentent une douleur intense, tandis que d'autres ne ressentent qu'un léger inconfort. Votre régime doit être structuré pour vous accompagner là où vous êtes et changer à mesure que vous grandissez.

Si vous êtes débutant, commencez par des activités légères et à faible impact qui développent la flexibilité, la force et l'équilibre sans aggraver votre douleur. À mesure que votre force et votre mobilité s'améliorent, vous pouvez progressivement augmenter l'intensité des exercices.

Pour les aînés ou les débutants, des exercices tels que les inclinaisons du bassin, les levées de mollets debout et les étirements modérés des ischio-jambiers peuvent servir de pierre angulaire de votre pratique. Si vous êtes à un niveau intermédiaire ou avancé, des planches, des squats muraux et des planches latérales peuvent être utilisés pour augmenter la force et la stabilité.

3. Équilibrer plusieurs types d'exercices

Une routine efficace contre la sciatique devrait inclure une variété d'exercices qui abordent la flexibilité, la force, l'équilibre et la relaxation. Voici comment inclure ces types d'exercices dans votre routine :

❖ ***Exercices de flexibilité :*** Les exercices de flexibilité sont essentiels pour relâcher les tensions musculaires, augmenter la mobilité et diminuer la pression sur le nerf sciatique. Les étirements qui ciblent le bas du dos, les hanches, les ischio-jambiers et les muscles piriformes sont très bénéfiques pour la sciatique. Ces étirements doivent être effectués au début et à la fin de votre entraînement, ou dans le cadre d'un léger échauffement ou d'une récupération.

❖ ***Exercices de renforcement :*** Le renforcement des muscles du tronc, du dos et des jambes est essentiel pour soutenir la colonne vertébrale et soulager l'inconfort sciatique. Des muscles forts améliorent la posture, atténuent la tension sur le nerf sciatique et offrent un meilleur soutien global au corps. Des exercices de renforcement doivent être effectués 2 à 3 fois par semaine pour aider à développer et à maintenir le tonus musculaire sans surcharger le corps.

❖ *Exercices d'équilibre :* Les exercices d'équilibre sont importants, en particulier pour les personnes âgées, car ils contribuent à réduire les chutes et à améliorer la stabilité globale. Étant donné que la sciatique entraîne souvent une diminution de la mobilité et de la coordination, se concentrer sur des exercices d'équilibre peut vous aider à retrouver votre indépendance et votre confiance. Les exercices d'équilibre doivent être effectués 2 à 3 fois par semaine, en augmentant progressivement à mesure que l'équilibre s'améliore.

❖ *Techniques de relaxation et de respiration :* Les techniques de relaxation et de respiration sont parfois négligées, alors qu'elles sont tout aussi importantes que les activités physiques. Ces techniques aident à gérer la douleur, à réduire les tensions musculaires et à augmenter le bien-être général. Ces stratégies peuvent être utilisées régulièrement ou après chaque séance d'entraînement pour faciliter la rééducation et réduire l'inconfort sciatique.

4. Structurez votre routine hebdomadaire

Maintenant que vous comprenez les nombreux types d'entraînement et leurs fonctions, l'étape suivante consiste à les organiser en un programme hebdomadaire réalisable. Vous pouvez y parvenir en développant une approche spécifique basée sur vos forces et vos capacités ; de même, essayez de les organiser en sessions. Lors des journées actives, concentrez-vous sur un ou deux types d'exercices par séance, en laissant à votre corps le temps de récupérer entre les deux. Si un inconfort ou une lassitude se développe, limitez l'intensité ou la fréquence de vos entraînements. Écoutez votre corps et progressez à votre rythme.

Inclure des exercices dans votre programme quotidien ou hebdomadaire pour soulager la sciatique est une approche efficace pour gérer la douleur, augmenter la mobilité et restaurer l'indépendance. En incorporant des exercices de flexibilité, de force, d'équilibre et de relaxation, vous pouvez développer un programme de santé complet à long terme. Pour récolter des avantages à long terme, commencez lentement, écoutez votre corps et augmentez progressivement l'intensité. Avec cohérence, vous pouvez réussir à soulager la douleur sciatique et vivre une vie plus active et indépendante.

Conseils Pour Établir Des Objectifs Réalistes Et Suivre Les Progrès

Fixer des objectifs raisonnables et suivre les progrès sont des éléments essentiels de tout programme de remise en forme, en particulier lorsqu'il s'agit de maladies telles que la sciatique. Pour ceux qui souffrent de douleur chronique, il est essentiel de se fixer des objectifs non seulement réalisables, mais aussi motivants et puissants. Une bonne planification des objectifs vous maintient motivé tandis que le suivi des progrès vous permet de vérifier vos progrès et de rester engagé.

Voici quelques lignes directrices pour fixer des objectifs réalistes et suivre le succès de votre parcours de guérison de la sciatique :

1. Comprendre l'importance d'objectifs réalistes

Avant de commencer à fixer des objectifs, vous devez comprendre pourquoi ils doivent être réalistes. Pour les personnes souffrant de sciatique, l'objectif n'est pas seulement de surmonter la douleur ou de se fixer des objectifs irréalistes. Fixer des attentes irréalistes peut provoquer de l'irritation, du désespoir et même des dommages. L'objectif devrait être d'augmenter progressivement la flexibilité, la force et la mobilité tout en minimisant les symptômes.

Des objectifs réalistes sont réalisables à court terme et correspondent à vos objectifs globaux à long terme. Ils examinent vos capacités actuelles, vos restrictions et votre temps de récupération. L'idée est de remporter de modestes victoires en cours de route plutôt que d'attendre des résultats immédiats et spectaculaires.

2. Décomposez les objectifs plus larges en étapes plus petites et gérables

Lorsqu'on est confronté à une sciatique, il est naturel de se sentir dépassé par la perspective d'une guérison majeure. Cependant, il est essentiel de diviser les énormes objectifs en objectifs plus petits et plus gérables.

Au lieu de fixer un objectif global tel que « Ne plus ressentir de douleur en un mois », une approche plus pratique consisterait à fixer des objectifs hebdomadaires tels que :

"Effectuez des exercices d'étirement pendant 15 minutes chaque jour."
"Augmentez le nombre de répétitions de mon exercice d'inclinaison pelvienne."
"Réduisez le niveau de douleur de 2 points sur une échelle de 1 à 10 après trois semaines d'étirements constants."

Les petits objectifs vous aident à rester motivé et concentré en vous rappelant continuellement votre travail, même si le plus grand objectif semble lointain.

3. Utilisez le cadre d'objectifs SMART

Le cadre SMART est l'un des moyens les plus efficaces de fixer des objectifs réalistes. SMART signifie ce qui suit :

Spécifique : indiquez votre objectif clair et concis. Au lieu de dire « Je veux me sentir mieux », dites « Je veux augmenter la flexibilité du bas du dos et des hanches ».
Mesurable : assurez-vous que votre objectif peut être suivi. Comme ceci : "Je réduirai de 5 minutes le temps nécessaire pour effectuer mes étirements matinaux d'ici une semaine."
Atteignable : fixez-vous un objectif que vous pouvez atteindre. Si marcher vous met mal à l'aise, n'essayez pas de courir un marathon. Commencez par des objectifs réalisables, tels que « Marcher 10 minutes tous les deux jours ».
Pertinent : L'objectif doit être cohérent avec votre désir global d'une meilleure santé ou d'une réduction de la douleur. Par exemple, « augmenter la force de base pour soutenir le bas du dos et réduire la douleur sciatique » est directement lié au soulagement de la sciatique.
Limité dans le temps : établissez un calendrier clair. Plutôt que de dire « Je veux améliorer ma posture », dites « Je veux améliorer ma posture en pratiquant des exercices spécifiques

pendant 10 minutes chaque jour pendant les 4 prochaines semaines ».

Le cadre SMART peut vous aider à atteindre des objectifs clairs, réalisables et réalisables.

4. Concentrez-vous sur les objectifs axés sur les processus

Il est tentant de devenir obsédé par le résultat, par exemple « Je veux ne plus avoir aucune douleur dans un mois », mais cela peut conduire à de la frustration. Concentrez-vous plutôt sur des objectifs orientés processus, centrés sur les comportements ou les habitudes qui mèneront éventuellement à la croissance.

Voici des exemples d'objectifs axés sur les processus :
"Je vais étirer mes ischio-jambiers et le bas de mon dos chaque matin pendant 10 minutes."
"Je vais effectuer 3 séries d'exercices de renforcement de base avant de me coucher."
"Je me concentrerai sur la respiration profonde lors de chaque séance d'exercices pour réduire les tensions."

En vous concentrant sur le processus plutôt que sur la fin, vous êtes plus susceptible de prendre de bonnes habitudes qui facilitent la réadaptation à long terme et la gestion de la douleur.

5. Suivez régulièrement les progrès

Fixer des objectifs et suivre les progrès sont tous deux tout aussi cruciaux. Il est facile de perdre la motivation si vous n'avez pas l'impression de progresser, mais le suivi de vos progrès montre que même des changements mineurs sont perceptibles. Le suivi peut vous aider à rester motivé, à repérer les tendances et à découvrir quelles activités sont les plus efficaces.

Voici comment suivre efficacement vos progrès :

A. Tenez un journal :

Écrire vos activités quotidiennes, vos niveaux d'inconfort et ce que vous ressentez avant et après chaque séance peut fournir des informations utiles. Enregistrer:
Quels exercices as-tu fait ?
Combien de répétitions ou de séries avez-vous fait ?
Tout changement évident dans la douleur ou la flexibilité

Ce journal de bord peut vous aider à repérer les tendances de votre processus de récupération et à apporter des modifications si quelque chose ne fonctionne pas.

B. Utilisez un outil de suivi de la douleur :

Suivre vos niveaux de douleur au fil du temps peut vous fournir une image claire de vos progrès. Chaque jour, évaluez votre douleur de 1 à 10 avant et après l'activité. Cela vous permet de voir si les entraînements sont efficaces et si vos niveaux de douleur diminuent progressivement.

C. Prendre des photos ou des mesures :

Pour certaines personnes, le progrès visuel peut être un puissant incitatif. Prenez régulièrement des photos de vous et mesurez des domaines clés tels que la flexibilité des ischio-jambiers, l'amplitude de mouvement du bas du dos et les changements de posture. Une comparaison d'images ou de mesures avant et après peut être extrêmement utile pour renforcer la confiance.

D. Célébrez les petites victoires :

Célébrez lorsque vous atteignez une petite étape ! Qu'il s'agisse d'augmenter le nombre de répétitions ou de s'étirer pendant 5 minutes supplémentaires, reconnaître vos progrès renforce la motivation et maintient l'habitude de cohérence.

6. Ajustez les objectifs en fonction des progrès

À mesure que vous suivez votre réussite, soyez prêt à modifier vos objectifs. Certains objectifs peuvent sembler trop ambitieux, tandis que d'autres peuvent paraître trop simples. N'hésitez pas à réévaluer et à ajuster vos objectifs en fonction de ce que vous ressentez.

Par exemple, si votre objectif était de vous étirer 10 minutes chaque jour mais que vous avez observé une augmentation de votre flexibilité, vous pouvez prolonger votre temps d'étirement à 15 minutes ou intégrer des étirements supplémentaires à votre routine. Si vous rencontrez des difficultés pour terminer vos exercices, vous pouvez prendre du recul et modifier vos objectifs en fonction de vos capacités actuelles.

7. Rechercher des conseils professionnels

Travailler avec un physiothérapeute ou un entraîneur spécialisé dans la rééducation des blessures peut vous aider à fixer des objectifs réalistes pour votre traitement de la sciatique. Un spécialiste peut évaluer vos capacités actuelles, vous proposer des entraînements appropriés et vous aider à éviter des erreurs fréquentes qui pourraient aggraver votre maladie.

Ils peuvent également vous aider à créer une technique d'établissement d'objectifs plus personnalisée et plus efficace.

8. Soyez patient et gentil avec vous-même

La guérison d'une sciatique est souvent un processus lent, avec des revers typiques. Il est essentiel d'être patient avec vous-même et de comprendre que les progrès peuvent prendre du temps. Ne vous découragez pas si vous n'atteignez pas vos objectifs immédiatement : cela fait partie du processus de guérison. La clé est de maintenir la cohérence et de modifier vos attentes en fonction de vos progrès de récupération.

Fixer des objectifs réalistes et suivre les progrès sont des éléments essentiels dans le traitement de la sciatique. Vous pouvez conserver un sentiment de réussite et de motivation en décomposant les objectifs majeurs en tâches plus petites et gérables, en vous concentrant sur le processus et en reconnaissant même les victoires mineures. Documenter régulièrement vos niveaux de douleur, vos programmes d'étirements et vos jalons garantit que vous êtes sur la bonne voie vers la récupération. Plus important encore, soyez patient et adaptable dans votre approche ; au fil du temps, vous remarquerez qu'un effort persistant et l'établissement d'objectifs judicieux peuvent faire une grande différence dans le contrôle de la douleur sciatique et l'amélioration de la qualité de vie.

Changer Les Routines En Fonction Des Niveaux De Douleur Et Des Améliorations

Lorsqu'il s'agit de douleurs sciatiques, il est essentiel de personnaliser les programmes d'entraînement en fonction du niveau et de la progression de la douleur de chaque individu. La sciatique est un trouble qui peut provoquer un large éventail de symptômes, allant de douleurs mineures à des douleurs intenses. Apprendre à modifier les routines en fonction des niveaux de douleur et des progrès est essentiel pour gérer correctement la sciatique grâce à l'exercice. Cette méthode favorise non seulement une guérison sûre, mais garantit également que les activités continuent d'être efficaces sans augmenter les symptômes.

Avant d'examiner comment modifier les activités, il est essentiel de comprendre comment les niveaux de douleur changent et comment ils devraient affecter les choix d'exercices.

1. Une douleur légère est souvent décrite comme une douleur sourde ou un léger inconfort. Cela est acceptable lors des déplacements et ne peut pas interférer avec les activités normales. Les personnes souffrant d'un léger inconfort peuvent généralement entreprendre la plupart des activités sans difficulté, mais elles doivent être prudentes dans leurs mouvements pour éviter d'aggraver la maladie.

2. Un inconfort modéré peut être plus aigu ou plus constant, rendant certains mouvements douloureux. Cela peut provoquer des tiraillements dans le bas du dos, les jambes ou les hanches, ce qui peut entraver la mobilité. L'exercice peut encore être bénéfique à ce stade, mais il nécessite plus de prudence et peut entraîner une amélioration plus lente. Il est essentiel de modifier les activités en fonction des niveaux de douleur.

3. Les douleurs sciatiques sévères sont fortes et souvent invalidantes, rendant difficiles même les activités les plus élémentaires. Se pencher, se tordre et s'asseoir peuvent exacerber les symptômes à ce moment-là. Concentrez-vous sur des mouvements doux, des étirements et des exercices de renforcement pour soulager la tension du nerf sciatique. Les exercices de haute intensité ou intenses doivent être évités pendant cette période.

Comment personnaliser les exercices en fonction du niveau de douleur

Adapter les exercices aux niveaux de douleur implique de déterminer quand s'adapter, réduire l'intensité ou interrompre. Voici quelques lignes directrices pour vous aider dans ce processus :

Pour les douleurs légères :

Les personnes qui souffrent légèrement peuvent généralement exécuter la majorité des séances d'entraînement. Cependant, il est essentiel de surveiller la réaction du corps, car certaines activités peuvent produire un inconfort temporaire.

❖ Si la douleur est gérable, il est temps de travailler sur la force et la flexibilité. Des exercices tels que des inclinaisons pelviennes, des demi-redressements assis et des étirements modérés sont bons à ce stade. Essayez d'augmenter progressivement le nombre de répétitions ou la durée.

❖ Les exercices qui renforcent le tronc, le bas du dos et les jambes aideront à soutenir la colonne vertébrale et à soulager la tension sur le nerf sciatique. Il est essentiel d'éviter le surmenage ; si la douleur persiste après une activité, diminuez l'intensité pour la séance suivante.

❖ Bien que des exercices comme les squats muraux et les ponts soient parfaits pour le renforcement, assurez-vous que vos mouvements sont modérés et contrôlés. Des mouvements soudains et brusques peuvent aggraver la douleur sciatique.

Pour les douleurs modérées :

À ce stade, il est essentiel d'être très prudent avec les exercices, en se concentrant sur des stratégies qui ne sollicitent pas le corps.

L'objectif devrait être de réduire la pression sur le nerf sciatique tout en augmentant la circulation, la flexibilité et l'engagement musculaire.

❖ Au lieu d'effectuer des répétitions complètes, raccourcissez la plage d'action ou exécutez moins de répétitions. Les soulèvements de mollets debout, par exemple, peuvent être effectués avec une amplitude de mouvement limitée ou seulement des soulèvements partiels pour éviter un étirement excessif ou une aggravation de la douleur.

❖ La sciatique est fréquemment associée à une sensation d'oppression au niveau des hanches et du bas du dos. Des étirements tels que les étirements du genou à l'épaule opposée, du piriforme et des ischio-jambiers peuvent aider à relâcher les muscles tendus sans les surmener. Pour éviter les tensions musculaires, pratiquez ces étirements avec précaution et maintenez-les pendant 15 à 30 secondes chacun.

❖ Des chaises ou des murs peuvent fournir un soutien pendant les entraînements, comme se tenir debout sur une jambe ou exécuter une abduction de la hanche. Cela diminue le risque de problèmes d'équilibre tout en bénéficiant des avantages de l'entraînement musculaire.

Pour les douleurs intenses :

Les douleurs sciatiques sévères nécessitent une extrême prudence. Les exercices doivent être de faible intensité, en mettant l'accent sur la récupération de la mobilité et la réduction de l'inflammation plutôt que sur l'augmentation de la force. L'objectif à ce stade est de soulager l'inconfort et d'augmenter la mobilité grâce à des mouvements légers et à faible impact.

❖ Des exercices comme les positions chat-vache, la pose de l'enfant et les rotations du bas du dos sont excellents pour soulager les tensions sans stresser le corps. Ils doivent être effectués avec prudence et évités si un mouvement produit une douleur intense.

❖ Les techniques de respiration profonde (telles que la respiration diaphragmatique) peuvent aider à soulager la douleur et à induire le calme. Les exercices de respiration aident à minimiser le stress, qui peut aggraver la tension musculaire, soulageant ainsi la douleur sciatique.

❖ A ce stade, des séances plus courtes et plus fréquentes sont préférables aux entraînements plus longs et plus intensifs. Pour améliorer progressivement la flexibilité et réduire les tensions, effectuez 5 à 10 minutes d'exercices d'étirement ou de relaxation faciles plusieurs fois par jour.

❖ Des exercices tels que s'allonger ou se détendre dans des positions soutenues peuvent aider à soulager les tensions dans le bas du dos. Lorsqu'ils sont exécutés correctement, des exercices tels que des étirements des ischio-jambiers allongés ou des ouvertures de hanches peuvent être efficaces.

Comment adapter les exercices à mesure que des améliorations se produisent

À mesure que la douleur s'améliore avec le temps, les gens peuvent progressivement augmenter l'intensité et la complexité de leurs exercices. Ces progrès devraient continuer à donner la priorité à la sécurité et être progressifs pour minimiser les blessures.

1. Augmentation progressive de l'intensité : à mesure que l'inconfort diminue, incluez progressivement les exercices précédemment évités. Commencez par les exécuter avec une amplitude de mouvement limitée ou moins de répétitions, en augmentant progressivement à mesure que le confort et la force augmentent. Par exemple, lorsque l'individu gagne en confiance, il peut passer de redressements assis partiels à des redressements assis complets, ou de planches modifiées à des planches standard.

2. Incorporer des exercices de renforcement : des exercices de renforcement du tronc et du bas du corps doivent être ajoutés au plan à mesure que la flexibilité et la mobilité s'améliorent.

Les ponts, les planches latérales et les squats muraux sont de bons exercices pour renforcer les muscles qui soutiennent la colonne vertébrale. Des exercices de renforcement comme l'étirement des fessiers et le soulèvement des jambes droites peuvent aider à minimiser l'irritation du nerf sciatique tout en améliorant la posture et la stabilité.

3. Utilisez le suivi des progrès : surveillez régulièrement les améliorations en matière d'inconfort, de mobilité et de force. Les routines doivent être ajustées à mesure que les circonstances changent. S'il y a une nette amélioration, les exercices peuvent être augmentés en intensité ou en durée. Documenter les progrès contribue également à motiver les gens en leur rappelant le chemin parcouru et les avantages d'un travail acharné.

4. Réévaluer et adapter périodiquement : il est essentiel de réévaluer régulièrement le niveau de douleur et de modifier le régime si nécessaire. Ce n'est pas parce qu'il y a eu des améliorations qu'il est possible que de nouvelles douleurs surviennent. Un programme trop sévère à un moment donné peut provoquer une poussée, alors soyez adaptable et changez en conséquence.

L'adaptation des exercices de guérison de la sciatique en fonction des niveaux de douleur et des progrès est un processus dynamique qui nécessite une compréhension approfondie de la réaction du corps au mouvement. Les individus peuvent développer un programme d'exercices qui non seulement soulage la sciatique, mais favorise également la santé et l'indépendance à long terme en évaluant la douleur, en modifiant l'intensité et en augmentant progressivement la difficulté à mesure que les progrès sont réalisés. Avec un effort constant et une adaptation appropriée, les personnes souffrant de sciatique peuvent retrouver leur mobilité et réduire leur dépendance aux analgésiques, améliorant ainsi leur qualité de vie.

CONCLUSION

La sciatique peut être une maladie très douloureuse et restrictive, mais elle ne doit pas nécessairement contrôler votre vie. Avec les entraînements et routines appropriés, vous pouvez non seulement guérir la douleur sciatique, mais également améliorer la mobilité, la flexibilité et la force. Les techniques détaillées dans ce livre offrent une approche réaliste et accessible de la gestion de la sciatique, en particulier pour les débutants et les seniors, afin que vous puissiez commencer immédiatement votre voyage vers le soulagement et la guérison.

Vous devriez maintenant être en mesure d'identifier les causes et les symptômes de la sciatique. La clé pour surmonter la sciatique, qu'elle soit causée par une hernie discale, une sténose vertébrale ou des muscles tendus, est de reconnaître la valeur d'exercices ciblés qui renforcent et étirent les muscles qui soutiennent le bas du dos, les hanches et les jambes. L'intégration de ces exercices à votre programme quotidien peut non seulement soulager la douleur, mais également l'empêcher de se reproduire.

L'une des idées les plus essentielles de ce livre est que l'exercice est plus qu'un simple traitement contre la douleur ; cela améliore également le bien-être général. Le maintien d'un programme d'exercices modestes et sécuritaires, en particulier pour les personnes âgées, peut améliorer considérablement la mobilité et l'indépendance et réduire les risques de chute. La capacité d'accomplir ses tâches quotidiennes avec moins de douleur, voire sans douleur, rétablit un sentiment de contrôle et d'indépendance.

Lorsqu'il s'agit d'une sciatique, il est essentiel de comprendre que le soulagement ne se produira pas du jour au lendemain. La patience et la persévérance sont essentielles, et reconnaître que la réadaptation est un long processus vous aidera à réussir à long terme. Les exercices de ce livre ont été soigneusement sélectionnés pour permettre un début en douceur du traitement de la sciatique. Ils se concentrent sur le renforcement du tronc, l'augmentation de la flexibilité et l'extension des muscles entourant la colonne vertébrale, les hanches et les jambes. Cela garantit que les exercices ciblent les principales zones responsables de la douleur sciatique tout en étant accessibles à ceux qui commencent tout juste leur chemin vers le soulagement.

Les activités d'échauffement douces sont très utiles pour préparer le corps à des mouvements plus spécifiques. L'échauffement aide à activer les muscles, à améliorer la circulation et à réduire le risque de blessure. Prendre le temps de s'échauffer avant de commencer votre entraînement et de se calmer ensuite est essentiel pour traiter la sciatique.

Au fur et à mesure que vous intégrez ces exercices à votre programme, vous constaterez des changements non seulement dans votre mobilité, mais également dans votre force et votre flexibilité générales. Un noyau solide est essentiel pour soutenir la colonne vertébrale et soulager la tension sur le nerf sciatique. Les exercices de base recommandés dans ce livre, tels que les inclinaisons pelviennes, les demi-redressements assis et les planches, vous aideront à développer la puissance musculaire nécessaire pour soutenir le bas de votre dos.

Des exercices tels que l'abduction de la hanche, les étirements des ischio-jambiers et les étirements des ischio-jambiers soulagent la raideur musculaire qui pourrait conduire à une sciatique. La raideur musculaire, en particulier au niveau des fessiers, des ischio-jambiers et du bas du dos, peut comprimer le nerf sciatique et exacerber l'inconfort. Étirer régulièrement ces zones contribuera à améliorer la mobilité et à soulager la pression nerveuse, atténuant ainsi la douleur et l'inconfort.

En abordant les causes sous-jacentes de la sciatique avec ces exercices spécifiques, vous pouvez non seulement soulager la douleur, mais également éviter de futures poussées. Le renforcement des muscles qui soutiennent la colonne vertébrale et les hanches offre une base solide de stabilité et réduit le risque de compression nerveuse. Les étirements augmentent également la flexibilité nécessaire pour maintenir une posture appropriée, ce qui réduit le stress sur le nerf sciatique.

L'une des choses les plus stimulantes que vous puissiez faire pour vous-même est de développer un programme spécifique de soulagement de la sciatique. Au chapitre 6, nous avons expliqué comment personnaliser votre programme d'exercices pour répondre à vos besoins spécifiques, à votre niveau de douleur et à vos objectifs. Les exercices de ce livre sont suffisamment polyvalents pour être adaptés aux débutants, aux seniors ou aux personnes de niveaux de condition physique variés. Que vous commenciez par une douleur intense ou que vous souhaitiez simplement gérer des poussées occasionnelles, l'idée est de commencer doucement et d'augmenter progressivement l'intensité au fur et à mesure que votre corps s'adapte aux mouvements.

Le suivi de votre évolution est également important car il vous permet d'observer comment vous vous améliorez au fil du temps. Cela peut être aussi simple que de remarquer à quel point vous ressentez moins d'inconfort après l'entraînement ou à quel point vous avez plus de mobilité. Ces modestes triomphes vous encourageront à respecter votre routine, surtout lorsque l'inconfort vous semble accablant. La cohérence dans vos exercices, combinée à la patience et à la persévérance, produira les bénéfices à long terme que vous recherchez.

Il est essentiel de garder à l'esprit que la sciatique peut être une affection récurrente, en particulier si la douleur est causée par un problème structurel tel qu'une hernie discale. Dans de telles circonstances, il est essentiel de rester proactif dans le traitement de la maladie. L'exercice régulier, combiné à une bonne posture, à une bonne mécanique corporelle et peut-être à d'autres thérapies complémentaires telles que le massage ou la physiothérapie, peuvent tous vous aider à ne présenter aucun symptôme.

Il est essentiel d'être conscient de la façon dont votre corps réagit à des mouvements spécifiques. Si vous ressentez une augmentation importante de la douleur ou de l'inconfort, vous devez reconsidérer votre régime et consulter un médecin. Le soulagement de la sciatique est une procédure complète qui comprend à la fois une activité et une attention particulière au fonctionnement de votre corps.

Bien que l'exercice soit un aspect important du contrôle de la sciatique, vous devez également évaluer comment d'autres variables de votre mode de vie influencent votre douleur et votre récupération. Maintenir un poids santé, éviter une position assise prolongée et maintenir une bonne posture peuvent tous aider à prévenir les tensions dans le bas du dos et le nerf sciatique. De simples modifications, comme se lever plus souvent, utiliser des meubles ergonomiques ou modifier votre posture de sommeil, peuvent avoir un impact significatif sur votre santé globale.

Il est également crucial d'être conscient de la manière dont le stress et la tension peuvent aggraver la sciatique. L'intégration de techniques de relaxation à votre routine quotidienne, comme des exercices de respiration profonde ou de méditation, peut non seulement vous aider à gérer l'inconfort, mais améliorera également votre santé mentale et votre récupération.

Pour résumer, le soulagement de la sciatique est un processus qui demande de la patience, de la cohérence et une technique appropriée. Les exercices et stratégies décrits dans ce livre offrent une solution complète et raisonnable pour soulager la douleur sciatique chronique et augmenter la mobilité. Que vous soyez débutant, senior ou souffrant de sciatique de longue durée, il y a un espoir de guérison.

En prenant en charge votre sciatique avec ces exercices modérés et une routine spécifique, vous faites un investissement important dans votre santé et votre bien-être. N'oubliez pas que la voie vers une vie sans douleur est à portée de main et qu'avec de la patience et de la persévérance, vous pourrez retrouver la liberté et la qualité de vie que la sciatique a pu vous enlever.